Monika Osmaston-Zakes

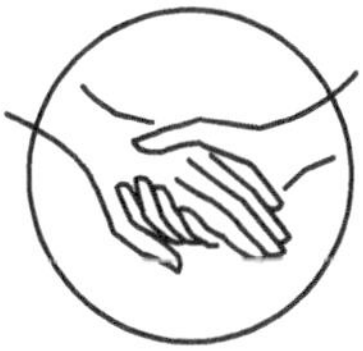

BEGLEITET
in meiner Trauer

Ein Hoffnungsbuch für
schwere Zeiten

SCM
Hänssler

SCM

Stiftung Christliche Medien

SCM Hänssler ist ein Imprint der SCM Verlagsgruppe, die zur Stiftung Christliche Medien gehört, einer gemeinnützigen Stiftung, die sich für die Förderung und Verbreitung christlicher Bücher, Zeitschriften, Filme und Musik einsetzt.

MIX
Papier aus verantwortungsvollen Quellen
FSC® C014496

SCM Verlagsgruppe GmbH · Max-Eyth-Straße 41 · 71088 Holzgerlingen
Internet: www.scm-haenssler.de; E-Mail: info@scm-haenssler.de

Lektorat: Mirja Wagner, www.lektorat-punktlandung.de
Umschlaggestaltung: Erik Pabst, Stuttgart | www.erikpabst.de
Titelbild: © Aaron Büttner, www.unsplash.com
Autorenfoto: N. Heller
Bildnachweis, S. 124: © Shutterstock
Satz: typoscript GmbH, Walddorfhäslach
Druck und Bindung: GGP Media GmbH, Pößneck
Gedruckt in Deutschland
ISBN 978-3-7751-5982-1
Bestell-Nr. 395.982

Für Francis

(1961–1995)

Aus der Trauer um dich ist neue Lebendigkeit gewachsen

Für Carolin und Matthias

INHALT

PERSÖNLICHE EINFÜHRUNG IN DIESES BUCH

Kein Mensch kann den anderen von seinem Leid befreien;
aber er kann ihm Mut machen, sein Leid zu tragen.

Selma Lagerlöf[1]

Liebe Leserin, lieber Leser,
Sie haben dieses Buch vielleicht geschenkt bekommen, weil Sie vor kurzer oder auch längerer Zeit einen nahen Menschen verloren haben. Vielleicht haben Sie es sich auch selbst besorgt, weil Sie sich auf Ihrem Weg des Abschiedes und Neubeginns nach Begleitung und Unterstützung sehnen.

Gerne möchte ich Sie mit diesem Buch ein Stück auf Ihrem Trauerweg begleiten und Ihnen Mut machen für Ihren ganz persönlichen Weg mit Ihrer Trauer.

Jede Trauer ist einzigartig, so wie wir alle einzigartig sind. Und doch gibt es grundlegende Erfahrungen, die wir als Trauernde ganz ähnlich erleben und beschreiben. Ich möchte mit Ihnen gemeinsam diesen Erfahrungsschatz entfalten. So werden immer wieder meine eigenen Erfahrungen als Trauernde und die Aussagen von Trauernden, die ich begleiten durfte, in den Text mit einfließen.

Solche Einblicke erheben nicht den Anspruch einer Gebrauchsanleitung nach dem Motto: »So trauert man richtig«. Sie wollen vielmehr ermutigen und anregen, Ihren für Sie stimmigen Weg zu suchen und zu finden, wollen Sie mit hineinnehmen in eine große Weggemeinschaft und Ihnen zeigen, dass Sie in aller Individualität Ihres Verlustes nicht allein unterwegs sind.

Wir werden gemeinsam den Fragen nachgehen: Was ist Trauer und wie können Trauerverläufe aussehen? Was kann Ihnen helfen, mit Ihrem Schmerz und Ihren offenen Fragen leben zu lernen? Wie können Sie dabei gut für sich sorgen? In der Konfrontation mit Tod und Leid stellt sich auf sehr existenzielle Weise auch die Frage nach unserer Gottesbeziehung. Welche Zugänge zum Glauben können in der Trauer zur Hilfe werden?

Diese Fragen ziehen sich thematisch durch das gesamte Buch. Die ersten drei Kapitel sind hierbei eher allgemein und grundlegend gehalten, in den folgenden werden dann einzelne Themenbereiche genauer in den Blick genommen. Diese müssen Sie nicht in der vorgegebenen Reihenfolge lesen, sondern können frei nach Ihrem momentanen Bedürfnis entscheiden, was Ihnen gerade hilft und guttut. Am Ende der Kapitel vier bis zwölf finden Sie jeweils einen Meditationsimpuls als Anregung für Ihre persönliche Meditations- oder Gebetszeit.

Zu jedem Themenbereich gibt es Impulse oder Übungen, damit Sie das Thema für sich persönlich vertiefen können, oder auch ganz praktische Anregungen für Ihre persönliche »Selbst-für-Sorge«. Diese sind in Kästen besonders hervorgehoben.

Gemeinsam ein Stück Weg zu gehen heißt, sich einlassen: Einlassen auf den Weg. Einlassen auf die Wegbegleitung.

Um sich einlassen zu können, tut es Ihnen vielleicht gut, zu wissen, wer da mit Ihnen gemeinsam unterwegs ist. Deshalb möchte ich Ihnen am Anfang dieses Buches ein wenig von mir erzählen, von meinem ganz persönlichen Weg der Trauer:

Durch meinen Beruf als Krankenschwester war ich schon früh mit Krankheit, Sterben und Tod konfrontiert. In Ausbildung und

Berufspraxis lernte ich pflegerische Professionalität im Umgang mit Krankheit und auch Sterben. Professionalität gibt ein Stück Sicherheit und klar vorgegebene Handlungsspielräume in der Pflege.

Als meine Mutter mit 56 Jahren an einem plötzlichen Herztod starb, war der Tod nicht mehr nur draußen bei den anderen, sondern ganz nah in meiner Ursprungsfamilie angekommen. Zwei Jahre später verunglückte mein Ehemann im Alter von 33 Jahren tödlich bei einem Fahrradunfall. Von einer Stunde auf die andere geriet mein Leben aus den Fugen. Aus der verheirateten Familienfrau mit zwei Kleinkindern wurde mit einem Schlag die verwitwete Alleinerziehende.

Bei diesen persönlichen Abschieden von meiner Mutter und meinem Ehemann bin ich viele Trauerwege gegangen. Es waren Wege, die durch steiniges Gelände führten. Oft war es schwierig, im steinigen Gelände festen Halt unter die Füße zu bekommen. Es gab viele Wegetappen, auf denen ich stolpernd und tastend um den nächsten Schritt ringend unterwegs war.

Zum Zeitpunkt des Unfalls lebten wir als Familie in Österreich. Wir arbeiteten im Auftrag von Operation Mobilisation (OM), einer missionarischen Jugendorganisation in der Gemeindeaufbauarbeit. Nach dem Unfalltod meines Mannes stellte ich mir viele Fragen: Wie konnte Gott das zulassen? Warum wir, die wir uns doch für Gott und seine Kirche einsetzten? Mein Glaube war sehr herausgefordert: Wie stehe ich zu Gott – wie steht er zu mir im Angesicht dieses Todes?

Die Kinder und ich haben uns neu orientiert. Wir sind wieder zurück nach Deutschland gezogen. Langsam wuchs neues Vertrauen ins Leben.

Durch den Amoklauf von Winnenden, dessen Auswirkungen auch uns als Familie sehr nahekamen, wurde Vertrauen noch einmal massiv erschüttert. Welche Antworten geben wir mit unserem Leben, wenn das Schicksal zuschlägt? Was trägt wirklich – auch in Zeiten, in denen es offensichtlich keine äußere Sicherheit gibt?

Mein Weg durch die Trauerlandschaften hat mich privat und beruflich zu neuen Lebenshorizonten geführt. Nicht schnell und auch nicht einfach.

Dieser Weg brauchte viel Mut: Mut, sich dem Schmerz und allen dazugehörenden Gefühlen zu stellen. Mut, sich helfen zu lassen. Mut, sich neu einzulassen und neu vertrauen zu lernen, trotz der noch vielen offenen Fragen. Persönlich lebe ich seit 2013 in einer neuen Partnerschaft. Es ist ein Geschenk, das Leben noch einmal mit einem lieben Menschen teilen und gestalten zu können.

Beruflich haben mich meine offenen Fragen und mein persönliches Erleben zu Fort- und Weiterbildungen in Trauerbegleitung, Geistlicher Begleitung und Integrativer Beratung motiviert. Sie zeugen von meiner persönlichen Suche nach Sinn und meiner Sehnsucht nach Integration von Trauer und Leid in meinem Leben.

Inzwischen bin ich über das Persönliche hinaus in ein neues Aufgabenfeld hineingewachsen. In der Trauerbegleitung in Gruppen oder im Einzelgespräch ergänzen sich Fachwissen und eigene Erfahrungen. Sie werden auf diese Weise zur Unterstützung für andere Trauernde.

Vor diesem Hintergrund entstand auch dieses Buch.

Mein Wunsch für Sie ist es, dass Ihr Mut zur Trauer beim Lesen dieses Buches wächst. Und damit auch in Ihnen neues Vertrauen ins Leben heranreift.

Ich wünsche Ihnen ein offenes Herz, das empfänglich ist für die kleinen Zeichen am Wegrand, und dass Sie unterwegs immer wieder diesem Gott begegnen, der verspricht, dass er uns Hoffnung und Zukunft gibt.

In herzlicher Verbundenheit

Ihre Monika Osmaston-Zakes

1 |

DER TOD ORDNET DIE WELT NEU

Der Tod ordnet die Welt neu.
Scheinbar hat sich nichts verändert,
und doch ist alles anders geworden.

Unbekannt[2]

ZWEIGETEILTE LEBENSREALITÄT

Der Tod hat Ihnen einen nahen Menschen genommen. Ob plötzlich oder nach langer Krankheitszeit – unabhängig von der Todesursache ordnet der Tod die Welt neu. Er teilt Ihr Leben: in ein Leben *mit* dem Verstorbenen und ein Leben *ohne* den Verstorbenen. Gerade war er noch hier am Leben und den nächsten Moment tot.

Der Tod ist Teil des Lebens. Das wissen wir alle – theoretisch.

Vom Moment unserer Zeugung an ist klar, dass unser irdisches Leben ein Geschenk auf Zeit ist. Jedes Leben – einzigartig und kostbar – will von uns gestaltet werden. Wir leben es auf unsere je eigene Art und Weise. Vieles prägt und beeinflusst unsere Lebensgestaltung. Dazu gehören zum Beispiel der Ort, an dem wir leben, der Kontext, in den wir hineingeboren wurden, unsere körperliche Konstitution, unsere familiäre Prägung, die Religion und Tradition, die uns zur Heimat geworden sind.

Täglich sind wir über die Medien mit dem Tod konfrontiert. Menschen sterben in Kriegen: in den großen Kriegen zwischen Nationen und Völkergruppen, aber auch in den kleinen »Beziehungsdramen«. Menschen sterben durch Naturkatastrophen wie Erdbeben, Überschwemmungen, Hitze und Dürre. Wir erfahren von Tod durch Unfall, Alter und Krankheiten.

Wenn der Tod uns aber im persönlichen Umfeld begegnet, dann bekommen Sterben und Tod eine ganz andere, neue Dimension. Das Leben, unser Leben, verändert sich durch den Tod eines nahen Menschen unwiederbringlich.

Ich selbst habe dies beim Tod meines Mannes erfahren. Eben lebte ich noch ein Familienleben mit normalem Alltag, mit den üblichen Herausforderungen, und plötzlich, von einem Moment auf den anderen, war alles anders:

Mein Partner starb ganz plötzlich. Wir hatten noch gemeinsam gefrühstückt und dann passierte auf dem Weg zur Arbeit sein tödlicher Fahrradunfall. Die Polizei überbrachte Stunden später die Todesnachricht. Kein Sich-darauf-einstellen-Können, kein Abschiednehmen. Ich hätte gerne noch so vieles gesagt. Wir waren glücklich verheiratet und hatten Freude daran, gemeinsam Eltern für unsere beiden Kinder zu sein. So vieles hatten wir noch vor: gemeinsame berufliche Pläne, Urlaube … Alle meine Träume für die Zukunft waren mit einem Schlag ausgeträumt. Was blieb, war die Frage: »Wie kann es ohne dich weitergehen?«

In meiner jetzigen Arbeit als Trauerbegleiterin erlebe ich, dass Trauernde diesen Einschnitt, dieses Vorher und Nachher, so oder so ähnlich erleben. So berichtete eine Frau in der Trauergruppe, die ich leitete:

Mein Mann war nach einem Unfall schon lange pflegebedürftig. Er stand immer wieder an der Schwelle des Todes. Der endgültige Abschied kam trotzdem überraschend und ist schmerzhaft. Er fehlt mir. Ich habe ihn lange gepflegt. Mein ganzes Leben war darauf ausgerichtet. Es blieb kaum Zeit und Kraft für anderes. Freunde haben sich nach einiger Zeit zurückgezogen. Jetzt, nachdem er tot ist, weiß ich noch nicht viel mit mir anzufangen und fühle mich sehr einsam. Trotzdem bin ich in allem Schmerz für ihn erleichtert, dass er jetzt nicht mehr leiden muss.

Spätestens der Eintritt des Todes katapultiert uns auf den Weg der Trauer. Oft beginnt die Trauer schon mit der Diagnosestellung einer Krankheit. Ob es die Diagnose Krebs oder eine andere Krankheit ist – sie beginnt das Leben zu verändern. Die Betroffenen und wir als die Angehörigen müssen lernen, mit der Krankheit und ihren Folgen zu leben. Das sind vielleicht Beeinträchtigungen in der Gestaltung des täglichen Lebens. Oft gilt es auch, mit der Angst leben zu lernen, die den Verlauf der Krankheit und die Wirkung der Therapien betrifft. Sorgen um die Zukunft in jeder Hinsicht – persönlich, familiär und auch finanziell –bedrängen uns. Schon während einer Krankheitszeit wird so die Trauer zur Lebensbegleiterin. Wir realisieren, dass wir von bisher Gültigem Abschied nehmen müssen. Wir sind herausgefordert, uns der neuen Situation anzupassen und Leben und Alltag neu zu gestalten. Oft leben wir zwischen Hoffen und Bangen.

Mit dem Eintritt des Todes wird es besiegelt: Der Abschied ist nun endgültig. Die bisherige Form der Beziehung im Hier und Jetzt ist vorbei. Und das tut unbeschreiblich weh!

TRAUERGESICHTER – WIE TRAUER SICH ZEIGT

Wir reagieren mit Trauer auf einen Verlust. Trauer ist nicht nur ein Gefühl der Traurigkeit, sondern so viel mehr. Wir reagieren mit unserem ganzen Menschsein auf einen bedeutenden Verlust.

Wir spüren den Schmerz in unserem Körper. Es zerreißt uns fast das Herz. Es schnürt uns den Hals zu. Es zieht uns den Boden unter den Füßen weg. Es liegt uns wie ein Stein im Magen. Wir haben das Gefühl, keine Luft zu bekommen. Nachts können wir nicht schlafen. Wir sind unruhig. Wir sind appetitlos und bekommen keinen Bissen hinunter. Wir fühlen uns erschöpft und kraftlos. Unsere Gedanken kreisen ständig um unsere verstorbene Person. Dann wieder können wir keinen klaren Gedanken fassen, sind unkonzentriert und sprunghaft. Wir haben den Eindruck, die verstorbene Person zu sehen, zu hören oder zu riechen, und fragen uns, ob wir jetzt verrückt werden und Halluzinationen bekommen. Wir fühlen uns leer, verzweifelt, einsam und verlassen, vielleicht auch wütend oder erleichtert. Alles scheint keinen Sinn mehr zu machen. Wie können und sollen wir jetzt weiterleben? Die Zukunft erscheint uns wie ein schwarzes Loch – unvorstellbar. Gleichzeitig erledigen wir, was zu erledigen ist. Versuchen irgendwie den Alltag zu bewältigen und wundern uns selbst, woher wir die Kraft nehmen. Wir suchen den Kontakt zu Familie und Freunden oder ziehen uns in uns selbst zurück.

Alle aufgezählten Reaktionen sind normal und zutiefst menschlich nach dem Verlust eines nahen Menschen. In unserer Trauer spüren wir die Leere, die der andere durch seinen Tod in uns hinterlassen hat. Diese Lücke bringt zum Ausdruck, was uns mit dem verstorbenen Menschen verbunden hat: die Liebe, die Zärtlichkeiten, die Fürsorge, die gemeinsame Freizeitgestaltung, die Gespräche, die Aufgabenteilung, die Auseinandersetzungen und vieles mehr. Das alles kann jetzt nicht mehr auf die gewohnte Art und Weise geteilt werden.

TRAUERWEGE VERLAUFEN GANZ UNTERSCHIEDLICH. WIR ALLE TRAUERN AUF UNSERE GANZ EIGENE WEISE.

Trauerwege verlaufen ganz unterschiedlich. Wir alle trauern auf unsere ganz eigene Weise. Die Form unserer Beziehung zum Verstorbenen, unsere Persönlichkeit, unser Temperament und unsere Lebenserfahrungen prägen unsere Art zu trauern. Während die eine sich von Menschen zurückzieht und den Abschied mit sich allein ausmacht, kann der andere vielleicht ganz schlecht allein sein.

Manche Trauernde sind eher »Kopfmenschen«. Sie versuchen, ihre Trauer über das Denken zu verarbeiten. Sie zeigen sich kontrolliert, lesen Fachliteratur, analysieren und ziehen rationale Schlussfolgerungen. Für andere stehen die Emotionen im Vordergrund. Sie lassen ihren Gefühlen freien Lauf, öffnen sich im Gespräch mit anderen und finden darin Entlastung. Und wieder andere finden den ersten Zugang zu ihrer Trauer im Tun: Sie gehen wieder arbeiten und schaffen Struktur, räumen etwas weg oder um.

Auch die Lebenssituation prägt die Art, wie Menschen mit der eigenen Trauer leben. Es macht einen Unterschied, ob Sie allein leben oder mit Kindern. Auch ob Sie berufstätig oder schon in Rente sind, in der Stadt leben oder auf dem Land, wie Sie in ein soziales Umfeld eingebunden sind – alles hat Einfluss auf Ihre Trauerverarbeitung.

Ich selbst befand mich zum Beispiel in der Zeit, als mein Mann starb, in der Familienphase und war zu Hause bei den Kindern. Die Kinder haben mich gebraucht und gefordert. Mich um sie zu kümmern war für mich Aufgabe und Sinn. Es bedeutete aber auch, dass ich zunächst wenig Zeit für mich persönlich hatte, um meiner eigenen Trauer freien Lauf zu lassen.

Doch nicht nur unsere Lebenssituation prägt die Art unserer Trauer, sondern es gibt auch Unterschiede in der Art und Weise, wie Männer und Frauen trauern. Meist sind es Frauen, die eher über ihre Trauer und die damit verbundenen Gefühle reden, während Männer dazu tendieren, etwas tun zu wollen.

Das Allerwichtigste in alldem ist aber: Setzen Sie sich nicht unter Druck! Es gibt kein Richtig oder Falsch in der Trauer. Es gibt keine Zeiträume, in denen Trauer »vorbei« sein muss. Wenn Sie Ihre Trauer auf eine für Sie stimmige Art und Weise leben und ihr Ausdruck geben, dann wird sie sich wandeln und wird auch Sie verändern. Indem Sie Ihrem Schmerz Ausdruck geben und er langsam abfließen darf, kann an seiner Stelle ganz allmählich Neues wachsen.

TRAUERWEGE – SYMBOLISCHE BILDER FÜR DEN TRAUERWEG

Vor allem am Anfang eines Trauerweges fragen Sie sich vielleicht: Ist das, was ich empfinde und wie ich mich erlebe, noch »normal«? Es gibt Momente, da erkennen Sie sich selbst nicht mehr wieder und sind verunsichert. Manche Trauernde haben Angst, krank zu werden oder nie mehr Boden unter die Füße zu bekommen.

In diesen Fragen ist es Ihnen vielleicht eine Hilfe, eine bildhafte Vorstellung vom möglichen Verlauf eines Trauerprozesses zu bekommen. Nicht als eine Festlegung, wie es zu sein hat, sondern zu Ihrer Orientierung und Entlastung.

Die Trauerforschung der letzten Jahrzehnte hat verschiedene Modelle entwickelt. Trauer wurde aus unterschiedlichen Perspektiven erforscht und beleuchtet. Dazu wurden viele Gespräche mit Trauernden über ihr Trauererleben geführt. Ich möchte Ihnen im Folgenden ein Modell vorstellen, das viele Trauernde sehr hilfreich finden: »Gezeiten der Trauer – Trauer erschließen«.[3]

Ruthmarijke Smeding, eine holländische Erziehungswissenschaftlerin, erforschte Trauer aus einem pädagogischen Blickwinkel. Sie sieht Trauernde als Lernende, die herausgefordert sind, sich an die veränderte Lebenswelt nach dem Tod eines nahen Menschen anzupassen. Dies ist ein sehr schmerzhafter Lernprozess.

Vielleicht denken Sie jetzt: Ich will aber gar nichts lernen. Wenn ich die Wahl hätte, möchte ich einfach am allerliebsten meinen verstorbenen Menschen zurück. Genau das ist die große Herausforderung: etwas lernen zu müssen, was wir selbst nicht gewählt und gewollt haben.

Smeding beschreibt Trauer in verschiedenen »Gezeiten«. Diese kommen und gehen wie die Gezeiten des Meeres. Die Gezeiten der Trauer sind im Unterschied zu denen des Meeres aber unregelmäßig und nicht vorhersehbar. Es gilt, ihnen standzuhalten und sie zu durchleben, wollen wir nicht darin untergehen.[4]

Im Folgenden möchte ich Ihnen die Bilder der vier Gezeiten vorstellen: die Schleusenzeit®, die Januszeit®, die Labyrinthzeit® und die Regenbogenzeit®.

Schleusenzeit®

Für die Zeit zwischen Tod und Beerdigung hat Ruthmarijke Smeding das Bild einer Schleuse gewählt. Mit dem Eintritt des Todes sind wir (im Bild gesprochen) in die Schleuse eingefahren. Es ist eine besondere Zeit. Der andere ist tot, aber körperlich noch anwesend. Erst mit der Beerdigung oder Bestattung findet diese Zeit ihren Abschluss.

Viele Trauernde beschreiben ihr Erleben kurz nach Eintritt des Todes eines nahen Menschen mit Worten wie: »Ich kann es nicht fassen. Es kommt mir irreal vor. Er muss doch gleich wieder aufwachen. Er sieht so friedlich aus.«

Um den Tod begreifen zu können, hilft es, im wortwörtlichen Sinn die verstorbene Person anzufassen. Die Hand zu halten, die nicht mehr warm ist und den Händedruck nicht mehr erwidern kann. Zu sehen und vielleicht zu spüren, dass sich der Brustkorb nicht mehr hebt und senkt beim Atmen. Diese sicht- und spürbaren Zeichen weisen darauf hin: Es hat sich etwas verändert. Der geliebte Mensch ist nicht mehr am Leben. Dies hilft dabei, auch innerlich allmählich realisieren zu können: »Ich werde dich nie mehr lachen hören, kein liebes Wort mehr aus deinem Mund hören.«

Der Kontext des Abschiednehmens kann hierbei ganz unterschiedlich sein: Vielleicht waren Sie im Krankenhaus, Pflegeheim oder einem Hospiz. Trauernde empfinden die professionelle Unterstützung durch Ärzte, Pflegepersonal, Seelsorge und ehrenamtliche Helferinnen oft als hilfreich und große Stütze. Vielleicht haben Sie die letzten Stunden mit Ihrem Angehörigen aber auch zu Hause in Ihrem vertrauten Umfeld verbracht. Für viele Trauernde ist das ein Trost, wenn dem verstorbenen Menschen dieser Wunsch erfüllt wurde: »Sie hat sich so gewünscht, daheim sterben zu dürfen.«

Manche von Ihnen konnten sich auf den Abschied einstellen, und für andere kam er ganz plötzlich. Plötzliche Todesursachen, wie akutes Herzversagen oder ein Unfall, die keine Zeit für einen bewussten Abschied lassen, können in uns als Trauernde zunächst ein heftiges Gefühl von Ohnmacht und Ausgeliefertsein auslösen.

Erst mit der Bestattung wird der Abschied vom körperlichen Dasein des anderen endgültig. Sie haben ein Begräbnis in der für Sie und Ihren Verstorbenen passenden Form gewählt und gestaltet. Viele Schritte waren dabei zu planen und zu organisieren. Gespräche wurden geführt mit einem Pfarrer oder Trauerredner, mit Familie und Freunden. Der andere ist nun gegangen und Sie sind hiergeblieben.

Was immer die begleitenden Umstände waren: Sie sind den Weg des Abschiedes gegangen. Wenn sie auf diese Zeit zurückschauen, sagen Trauernde oft: »Ich habe einfach funktioniert, ich weiß nicht, wie ich es geschafft habe.«

Wenn Sie jetzt zurückschauen, fallen Ihnen vielleicht kleine Gesten ein, die Ihnen gerade in dieser Zeit gutgetan haben. Gute Erfahrungen in allem Schweren sind wie *»Trittsteine«*[5] auf Ihrem Trauerweg. Diese Erfahrungen können Ihnen immer wieder Mut machen und Ihr Vertrauen stärken, dass es solche auch auf Ihrem weiteren Weg geben wird. Nach solchen Trittsteinen gilt es immer wieder bewusst Ausschau zu halten.

Ich möchte Sie einladen, sich Zeit zu nehmen und wenn Sie möchten auch aufzuschreiben:

- Was hat mir beim Abschied und in der Zeit zwischen Eintritt des Todes und der Beerdigung geholfen, dass ich diese Zeit durchleben konnte?
- Gab es Gesten von Menschen, die mir gutgetan haben?
- Waren es bestimmte Worte, die mir jemand gesagt hat oder die mir in den Sinn kamen?
- Gab es ein Abschiedswort, das der Verstorbene mir auf meinen Weiterweg mitgegeben hat? Was konnte ich zum Abschied dem anderen noch mit auf seinen Weg geben?
- Gibt es ein bestimmtes Empfinden oder Körpergefühl, das ich aus dieser Zeit mit mir trage?

Januszeit®

Diese Zeit wurde nach dem römischen Gott Janus benannt. Janus steht für den Gott des Anfangs und des Endes. Uns soll es dabei rein um die Symbolik gehen. Der Januskopf hat zwei Gesichter. Mit dem einen Gesicht schaut er zurück. Das andere ist nach vorne gewandt.

Diese Symbolik beschreibt die Situation von Trauernden sehr treffend. Im rückwärtsgewandten Gesicht schauen Sie zurück auf ein Leben mit Ihrem verstorbenen Menschen. Sie spüren schmerzvoll, dass alles, was war, nicht mehr sein kann. Die Verbindung zu Ihrem bisherigen Leben fühlt sich wie abgebrochen an. Es ist unvorstellbar, dass es nicht mehr sein soll.

Auch ein Leben nach vorne, eine Zukunft ohne den Verstorbenen, ist nicht vorstellbar. Viele Trauernde sagen in dieser Zeit: »Ich will und kann mir mein Leben ohne den anderen gar nicht vorstellen. Ich will nur, dass mein Mann/meine Frau/mein Kind/mein Vater/meine Mutter wiederkommt. Für mich ist ein Weiterleben ohne diesen nahen Menschen gar nicht denkbar.«

Manche fragen sich, ob es für sie jemals noch Sinn und Glück in der Zukunft geben kann: »Welchen Sinn hat mein Leben denn noch? Ich kann mir nicht vorstellen, jemals wieder glücklich zu werden. Am liebsten würde ich auch sterben.«

Erst im Alltag nach der Beerdigung wird allmählich realisiert, wie sehr der andere fehlt. Die Schleusenzeit® ist meist eine sehr aktive Zeit. Geprägt vom Planen und Organisieren der Trauerfeierlichkeiten, von Behördengängen und vielen Begegnungen. Oft zeigt sich erst in der Januszeit® die Leere, die der Tod hinterlassen hat, in aller Deutlichkeit. Damit verbunden sind heftige und ganz unterschiedliche Gefühle. Es kann sich anfühlen wie ein wilder reißender Fluss: unkontrollierbar ausgeliefert, hin und her geworfen, ohne sicheres Ufer oder sicheren Grund. Schmerz, Verzweiflung, Ohnmacht, Sinnlosigkeit machen sich breit. Auch in unserem Körper zeigt sich unsere Trauer. Mit diffusen Schmerzen, Herzklopfen, Schwindel, Atemnot (um nur einige von vielen zu nennen) bahnt sich unsere Trauer Wege nach außen.

Die Heftigkeit unserer Trauerreaktionen ist in der Januszeit® besonders intensiv. Der Anfang eines Trauerweges ist sehr geprägt von diesen Januszeiten. Sie können über Wochen und Monate anhalten und auch im weiteren Verlauf des Weges tauchen sie immer wieder auf. Meist zeitlich begrenzter, vielleicht nur einige Tage am Stück und von der Gefühlsintensität etwas weniger heftig.[6]

Viele Trauernde machen die Erfahrung, dass man die Gezeiten der Trauer immer wieder durchwandert und nicht eine nach der anderen abschließt, wie es bei der Schleusenzeit® der Fall ist. Sie wiederholen sich immer und immer wieder. Die Wiederholung ist allerdings nicht ewig gleich, sondern im Bild einer Spirale zu sehen.

Es kann uns gleich vorkommen und doch erleben wir es auf einer etwas anderen Ebene. Auch an besonderen Tagen, wie zum Beispiel um den Todestag herum, an Geburtstagen oder Ehejubiläen können Januszeiten deutlich spürbar werden. Wie wir dabei gut für uns selbst sorgen können, um diese Zeiten aus- und durchzuhalten, werde ich im nächsten Kapitel »Selbst-für-Sorge« (siehe Seite 26 ff.) und in den praktischen Impulsen der folgenden Kapitel entfalten.

Labyrinthzeit®

Das Labyrinth ist ein weiteres Symbol und Bild für eine Gezeit der Trauer. Das Labyrinth wird durch einen Eingang betreten. Der sich anschließende Weg windet sich über viele Kehren und führt einmal näher an die Mitte heran und dann wieder weiter weg, um letztlich auf eine Mitte hin zuzulaufen. In der Mitte angekommen, führt er über viele Kehren wieder hinaus.[7]

Viele Trauernde empfinden das als ein hilfreiches Symbol für ihren Trauerweg. Zunächst führt der Weg hinein in die Trauer. Hinein in die Realisierung, dass das Leben anders geworden ist. Hinein in den Weg, dass sie sich als Trauernde neu finden müssen: »Wer bin ich jetzt ohne dich? Wer bin ich mit dieser bitteren Lebenserfahrung? Wie kann es weitergehen?«

Die Mitte kann für ganz Unterschiedliches stehen: die eigene innere Mitte, aber auch für Gott, der die Mitte unseres Lebens ist. Aus der Mitte geht es über viele Kehren hinaus aus dem Labyrinth der Trauer und hinein in ein neues Leben.

Unterwegs im Labyrinth mag es sich manchmal anfühlen wie in einem Irrgarten: »Werde ich jemals ankommen? Oder doch verloren gehen in meiner Trauer? Werde ich jemals wieder einen Zugang zu mir selbst und zu Gott finden?« Vor allem: »Werde ich neuen Lebensmut und Sinn finden?« Ein Labyrinth ist aber kein Irrgarten: Das Symbol des Labyrinthes sagt uns, dass wir nicht verloren gehen werden. Auch wenn sich manche Kehre zunächst wie eine Sackgasse anfühlen mag, der Weg geht weiter.

Ich lade Sie ein, sich zu überlegen, was Ihr roter Leitfaden für den Weg durchs Labyrinth sein könnte. Vielleicht eine Verheißung Gottes, die Ihnen wichtig ist, oder ein Ermutigungssatz, der Sie schon länger begleitet. Gibt es etwas, an dem Sie sich schon in ganz anderen Umbruchsituationen oder Krisen orientiert haben?

Regenbogenzeit®

Die letzte der vier von Smeding beschriebenen Gezeiten ist die Regenbogenzeit®. Ein Regenbogen entsteht, wenn Sonnenstrahlen durch die Regenwolken brechen. Es bleibt nicht alles für immer dunkel. Im Bild gesprochen: Die Sonne wird sich wieder Bahn brechen. Auf dem dunklen Hintergrund leuchten die Farben des Regenbogens umso strahlender.[8]

In der biblischen Erzählung ist der Regenbogen nach der Sintflut ein Zeichen der Hoffnung und der Zusage Gottes: Ich verlasse dich nicht, ich bin mit dir bis an das Ende aller Zeiten.

Am Ende eines Trauerweges kann der Regenbogen auch als Symbol einer Brücke gesehen werden. Vom Dunkel des Todes hinein in die Wirklichkeit eines veränderten, aber auch wieder schönen und bunten Lebens.

Kleine Regenbogenmomente können schon ganz früh auf dem Trauerweg aufleuchten. Wenn Sie sich zum Beispiel für einen Moment Ihrem verstorbenen Menschen nahe fühlen und daraus Kraft schöpfen für Ihren Weg. Auch eine intensive Erfahrung der Nähe und Gegenwart Gottes kann solch ein Regenbogenmoment sein. Vielleicht auch die Erfahrung, dass Sie etwas allein geschafft haben, was Sie sich nie zugetraut hätten. Innere Zuversicht, Hoffnung und Vertrauen können in solchen Momenten in Ihnen spürbar sein.

Diese Regenbogenmomente vermehren sich im Verlauf Ihres Trauerprozesses und werden zeitlich länger anhalten. Bis Sie irgendwann von ganzem Herzen sagen können: »Du hast einen Platz in meinem Herzen *und* ich gehe meinen Weg hier allein weiter.«

Das bedeutet nicht, dass Sie nicht trotzdem hin und wieder oder an besonderen Tagen die Wehmut einholen wird. Vielleicht sind Sie für eine begrenzte Zeit wieder in der Janus- oder Labyrinthzeit® unterwegs. Aber Sie haben Ihre Spur aus der Trauer hinein ins Leben gefunden und werden sie schneller wieder aufnehmen können.

Vielleicht werden Sie dann rückwirkend erkennen: Der Weg durch die Trauer hat Sie durch allen Schmerz hindurch auch reifen und gewinnen lassen. Wie Ruthmarijke Smeding es in ihrem Modell sagt:

Das Loch, in das ich fiel, wurde zur Quelle, aus der ich lebe.[9]

2 |

SELBST-FÜR-SORGE

Selbstfürsorge ist niemals eine selbstsüchtige Handlung.
Es ist einfach eine gute Verwaltung des einzigen Geschenks,
das du für dich hast [...]

Parker Palmer[10]

AUF SICH ACHTGEBEN

Einen nahen Menschen zu verlieren ist eine stressvolle Erfahrung. Besonders dann, wenn der Tod ganz plötzlich und ohne Vorwarnung kommt, Eltern ihr Kind verlieren oder das Sterben mit einer traumatischen Erfahrung verbunden ist.

Mit der Trauer dann leben zu lernen braucht unsere ganze Aufmerksamkeit und Kraft. Es tut deshalb gut, wenn wir uns alle Unterstützung gönnen, die wir mobilisieren können. Das können Beziehungen zu Familie, Freunden, Nachbarn und Arbeitskollegen sein. Aber auch ein Netzwerk von professionellen Helfern wie Hausarzt, Seelsorger, Therapeut oder Trauerbegleiter kann jetzt hilfreich und not-wendig sein. Eine vertrauensvolle Gottesbeziehung, in der Ihre Not und Klage zum Ausdruck kommen darf, kann Ihnen Halt und Geborgenheit vermitteln.

In diesem Kapitel will ich Ihnen zunächst die Fürsorge durch den Menschen ans Herz legen, mit dem Sie die meiste Zeit verbringen – nämlich sich selbst.

Es gibt verschiedene Arten, sich zu sorgen. Da ist die ängstliche

Sorge mit der Frage »Wie es wohl alles werden wird?« Diese kann begleitet sein von bedrückenden Gedanken und Kummer. Dann gibt es das andere Sichsorgen im Sinne von aktiv werden und sich um jemanden bemühen und kümmern, der der Unterstützung bedarf. Das ist die Form der Fürsorge, über die ich mit Ihnen nachdenken will. In der Selbst-für-Sorge geht es darum, dass wir selbst uns liebevoll um unsere Bedürftigkeit kümmern.

Deshalb werden wir folgenden Fragen nachgehen:

- Wie unterstützt uns unser Körper im Verarbeitungsprozess?
- Welche innere Haltung uns selbst gegenüber ist jetzt hilfreich?
- Wie kann eine gute Selbst-für-Sorge praktisch aussehen?

UNSER KÖRPER ALS NOTFALLHELFER

Für einschneidende oder auch bedrohliche Lebenserfahrungen haben wir Menschen eine Art »Notfallausstattung«. Unser Körper ist so genial geschaffen, dass in solchen Zeiten automatisch ein Regelwerk in Betrieb gesetzt wird, welches uns hilft zu »überleben«. Unser Körper übernimmt zunächst ganz automatisch die Aufgabe der Selbst-für-Sorge.

Ohne zu sehr ins Detail zu gehen, will ich Ihnen hier einige dieser körperlichen Reaktionen beschreiben, damit Sie die Prozesse, die in Ihrem Körper ablaufen, besser verstehen und einordnen können. So werden zum Beispiel körpereigene Botenstoffe ausgeschüttet, die dafür sorgen, dass unser Blutdruck und Puls steigt und wir in Handlungsbereitschaft versetzt werden. Gleichzeitig schüttet unser Körper Stoffe aus, die uns gewissermaßen betäuben, sodass wir die schmerzlichen Gefühle nicht in der ganzen Wucht wahrnehmen müssen. Auch die Ausschüttung eines Hormons, das Entzündungen hemmt und unseren Körper kurzfristig stabil hält, ist eine solche

Selbstschutzmaßnahme. Wir fühlen uns unter Schock oder wie in Watte gepackt. Gleichzeitig sind aber alle unsere Sinne auf Empfang geschaltet. Wir nehmen alle situationsbegleitenden Gegebenheiten über unser Hören, Sehen, Riechen, Tasten und Schmecken sehr aufmerksam und in aller Wachheit wahr und auf. Im Notprogramm gelangen all diese Eindrücke aber nicht wie sonst, in einer entspannten Situation, an die zuständigen Informationszentren im Gehirn, die sie zeitlich und bewusst einordnen, sondern landen in dem Bereich des Gehirns, der für die emotionale Bewertung »gefährlich« oder »nicht gefährlich« zuständig ist. Die Sinnesinformationen gehen aber nicht verloren, sondern bleiben im Körpergedächtnis gespeichert und sind dort mit der bedrohlichen Situation verknüpft.[11]

Wenn ich an den Tag im März 1995 denke, als mir die Polizei die Nachricht vom Tod meines Mannes überbrachte, erinnere ich mich noch heute an viele Details sehr genau. Die ganze Härte und Endgültigkeit dieser Nachricht konnte ich damals nicht realisieren. Das für den Moment nötig Erscheinende konnte ich allerdings tun: mich um meine zwei kleinen Kinder kümmern, die Familie anrufen (die in unserem Fall weit weg in Deutschland und England lebte), den Arbeitgeber meines Mannes verständigen und vieles mehr. Rückwirkend habe ich oft gestaunt über die Klarheit der Gedanken und die Fähigkeit, das Nächstliegende auch tatsächlich zu tun.

PLÖTZLICHES WIEDERERLEBEN (FLASHBACKS)

Das oben beschriebene körperliche Notfallprogramm erklärt auch, warum selbst nach dem Verstreichen einer gewissen Zeit Sinnesreize wie bestimmte Geräusche, Düfte, Farben, Berührungen oder andere Wahrnehmungen in Ihnen Körperreaktionen auslösen können, die sich so anfühlen, als wären Sie gerade jetzt wieder in derselben verstörenden Situation wie damals. Das kann Angst und Unruhe auslösen. Dieses Phänomen wird als Flashback bezeichnet.

In den ersten Tagen nach dem Unfall meines Mannes erschrak ich zum Beispiel jedes Mal, wenn ich ein Polizeiauto sah. Ich bekam Herzklopfen und war unruhig. Es war, als durchlebte ich wieder diesen Moment, als die Polizei mir die Todesnachricht überbrachte. Erst mit der Zeit ist die Überwachheit abgeklungen und das Geschehen konnte in Zeit und Raum realisiert und eingeordnet werden.

Sollten solche Flashbacks bei Ihnen über längere Zeit wiederkehren, scheuen Sie sich nicht, psychotherapeutische Hilfe in Anspruch zu nehmen. Es gibt hilfreiche therapeutische Interventionen, um das Geschehene in guter Weise in Ihr Leben zu integrieren.

Körperübungen zur Stabilisierung

Befinden Sie sich akut in einer solchen Flashback-Situation, können verschiedene Körperübungen eine erste Hilfe sein, um wieder in die Gegenwart zurückzukommen. Die ganze Aufmerksamkeit wird dabei auf den Körper gerichtet, im Hier und Jetzt.

Körperübung 1:

Ich stelle mich breitbeinig auf,
die Füße in Schulterbreite auseinander,
die Arme kann ich auf beiden Seiten in die Hüften stemmen.

Dann nehme ich mit meiner inneren Aufmerksamkeit
Kontakt zu meinen Füßen auf.
Ich spüre den festen Boden unter meinen Füßen.

Ich stelle mir vor, dass aus meinen Fußsohlen
viele kleine Wurzeln in den Boden wachsen

und mich fest mit der Erde verwurzeln.
Ich bin breit aufgestellt.
Ich stehe stabil! So kann ich standhalten![12]

Körperübung 2:
Ich stelle mich mit dem Rücken gegen eine Wand.
Die Fersen kann ich etwas von der Wand abrücken.

Ich nehme mit meiner Wirbelsäule, meinem Hinterkopf,
der Innenseite meiner Arme, mit meinen Handinnenflächen
Kontakt zur Wand auf und drücke fest gegen sie.

Dann zähle ich langsam und laut von 10, 9, 8 ... bis 1 herunter.
Dabei versuche ich, so ruhig wie möglich weiterzuatmen.

Anschließend lasse ich bewusst los und spüre der Entspannung nach.

Bewusstes Atmen

Wenn wir sehr angespannt sind, verändert sich unsere Körperhaltung und auch unsere Atmung. Sie wird kürzer und oberflächlicher. Manchmal halten wir vor Schreck ganz die Luft an. Das kommuniziert wiederum an unser Gehirn: Gefahr in Verzug, und erhöht den Stresslevel. Bewusst zu atmen, vor allem auf eine verlängerte Ausatmung zu achten, kann helfen, uns selbst zu beruhigen. Thomas Loew, Professor für Psychosomatische Medizin, schlägt einen Atemrhythmus von 4 – 7 – 11 vor, das heißt: 4 Sekunden einatmen, 7 Sekunden ausatmen und das 11 Minuten lang.[13] Das ist der ungefähre Atemrhythmus während des Schlafes und damit suggerieren wir unserem Gehirn Entspannung.

Wenn Sie immer wieder auch in weniger angespannten Situationen auf Ihren Atemrhythmus achten, werden Sie sich auch unter Anspannung an 4 – 7 – 11 erinnern und damit ein Instrument zur Selbstberuhigung haben. Auch lautes Gähnen verlängert die Ausatmung und wirkt sich entspannend aus.

Selbstberuhigung durch Berührung

Eine Berührung durch andere Menschen, zum Beispiel in Form einer Umarmung, einem Halten der Hand oder einem Streichen über den Rücken, ist wohltuend und vermittelt uns Angenommensein und Geborgenheit. Berührung wirkt stressreduzierend.

So können Sie sich auch selbst eine Hand auf die Körperstelle legen, an der sich bei Ihnen die Unruhe bemerkbar macht. Für viele ist dies die Herzgegend oder der Bauchraum. Spüren Sie die Wärme ihrer Hand und sagen Sie sich mit einer warmen, fürsorglichen Stimme laut oder leise: »Das ist jetzt ein schwieriger Moment. Ich habe sehr Schweres erlebt. Was ich jetzt in meinem Körper spüre, ist noch eine Nachwirkung meines körperlichen Notfallprogrammes. Ich habe den Schrecken überlebt und lerne jetzt Schritt für Schritt mit meiner Trauer und meiner neuen Lebenssituation zu leben.«

Ich lade Sie ein, sich einen Moment Zeit zu nehmen, um sich in einer Haltung der liebevollen Achtsamkeit bewusst zu machen, wie es Ihnen das »Fürsorgeprogramm« Ihres Körpers ermöglicht hat, in Ihrer existenziell schwierigen Situation das Nötige zu tun und in die Wege zu leiten. Vielleicht stellt sich in Ihnen jetzt neben dem Erschrecken von damals auch ein Gefühl des Staunens und der Dankbarkeit ein, dass Ihr Körper Ihnen ermöglicht hat, diese erste Zeit zu überleben.

- Sie könnten diesem Gefühl Ausdruck geben, indem Sie versuchen, es in Worte zu fassen, und jemandem erzählen oder für sich aufschreiben.
- Sie können es auch in Form eines Gebetes an Gott adressieren.
- Sie könnten aus Dankbarkeit Ihrem Körper bewusst etwas Gutes tun.

Dem Körper Gutes tun kann auch heißen, dass Sie bei Beschwerden Ihren Hausarzt aufsuchen oder regelmäßig zu Ihren Vorsorgeuntersuchungen gehen. Anspannung wirkt sich oft in muskulären Verspannungen aus. Hier können Physiotherapie oder andere Entspannungsverfahren wie zum Beispiel Progressive Muskelentspannung, Eutonie oder Feldenkrais mildernd unterstützen. Sprechen Sie Ihren Hausarzt darauf an. Auch Rehabilitationsmaßnahmen wie eine Kur können jetzt stabilisierend wirken. Einige Kurkliniken bieten Schwerpunktkuren für Trauernde an. Informieren Sie sich bei Ihrer Krankenkasse oder dem zuständigen Rentenversicherungsträger.

SELBSTMITFÜHLEND LEBEN

Wir Menschen sind aber nicht nur mit diesem »Bedrohungs-Schutz-System« ausgestattet, sondern tragen in uns auch das Bedürfnis und die Fähigkeiten, mit uns selbst und anderen Menschen in Beziehung zu treten und uns gegenseitig zu unterstützen. Erleben wir in der Beziehung mit anderen und uns selbst Wärme und Zuwendung, fühlen wir uns zufrieden, geborgen, verbunden und sicher. Diese Verbundenheit mit uns selbst und anderen tut uns gut – auch in unserer

Trauer um einen lieben Menschen. Uns mit anderen liebevoll verbunden zu fühlen, setzt Hormone frei, die der körperlichen Stressreaktion entgegenwirken.[14] Unter dem Aspekt einer guten Selbst-für-Sorge in der Trauer stellt sich die Frage: Wie kann ich mir selbst als Trauernde bzw. als Trauernder Selbstmitgefühl entgegenbringen und was genau beinhaltet das?

ERLEBEN WIR IN DER BEZIEHUNG MIT ANDEREN UND UNS SELBST WÄRME UND ZUWENDUNG, FÜHLEN WIR UNS ZUFRIEDEN, GEBORGEN, VERBUNDEN UND SICHER. DIESE VERBUNDENHEIT MIT UNS SELBST UND ANDEREN TUT UNS GUT – AUCH IN UNSERER TRAUER UM EINEN LIEBEN MENSCHEN.

Ausgangspunkt eines guten Umgangs mit sich selbst ist, dass Sie sich regelmäßig Zeit für sich selbst nehmen. Atmen Sie bewusst ein und aus, nehmen Sie die Atembewegungen in Ihrem Körper wahr, halten Sie inne und spüren Sie nach:

- Wie geht es mir gerade?
- Welche Gefühle sind gerade jetzt in mir?
- Empfinde ich Traurigkeit, Erleichterung, Angst, Anspannung, Wut? Ich bewerte keines meiner Gefühle in Kategorien von »unerwünscht«, »schlecht« oder »darf nicht sein«. So, wie es im Moment ist, darf es sein.
- Wie nehme ich meinen Körper wahr?
- Spüre ich Verspannungen im Nacken, leide ich unter einem nervösen Magen oder habe ich Schmerzen an verschiedensten Körperregionen?

Gefühle, die nicht gespürt werden dürfen oder noch keinen anderen Ausdruck finden, können sich in Körperschmerzen oder -symptomen zeigen. Nachdem Sie wahrgenommen haben, was jetzt da ist, ohne es zu bewerten, wenden Sie sich voller Mitgefühl sich selbst zu.

Vielleicht können Sie sich vorstellen, was Ihnen eine ganz gute Freundin oder ein vertrauter Freund jetzt sagen würde. Vielleicht würde sie oder er Sie einfach in die Arme nehmen und sagen: »Das ist jetzt richtig hart für dich. Ich bin jetzt für dich da – ich halte die Situation mit dir aus. Ich weine mit dir, ich lasse dich nicht allein.« Nach einer Weile des »Mit-Ihnen-Seins« könnte sie oder er vielleicht fragen: »Was würde dir jetzt guttun?« Vielleicht bekommen Sie dann eine konkrete Idee, vielleicht war es aber auch schon diese liebevolle Zuwendung, die Sie genau in diesem Moment gebraucht haben. Im Selbstmitgefühl geht es darum, dass Sie sich selbst zu dieser guten Freundin, diesem guten Freund werden. Dieses liebevolle Anerkennen Ihres Ergehens und Ihrer Gefühle und die mitfühlende Haltung Ihnen selbst gegenüber wirken in sich schon beruhigend und stressreduzierend. In einer solchen Atmosphäre lässt sich das Schwere besser aushalten und es können in Ihnen eher Gedanken und Ideen für heilsame Handlungen reifen.[15]

Bei manchen von uns kommt dieses Mitgefühl mit uns selbst ganz natürlich, während für andere ein Weg des Lernens und Übens beginnt. Das hat viel mit unseren biografischen Erfahrungen zu tun.

Wir werden in ein menschliches Fürsorgesystem hineingeboren. Als Neugeborene sind wir auf die Beziehung und Fürsorge unserer Eltern und nächsten Bezugspersonen angewiesen. Machen wir die Erfahrung, dass diese unsere Bedürfnisse wahrnehmen und auf stimmige Weise beantworten, kann sich in uns das Vertrauen entwickeln, dass es in Ordnung ist, Bedürfnisse zu haben, und dass wir uns auf andere verlassen können. Mit der Zeit entwickeln wir die Fähigkeit, auch selbst für die Befriedigung unserer Bedürfnisse zu sorgen. Das gibt uns ein Gefühl von Sicherheit und Geborgenheit und auch Vertrauen in unsere eigene Wirksamkeit. Wir entwickeln somit Vertrauen in uns selbst und zu anderen Menschen. Unsere Erfahrungen mit unseren ersten Bezugspersonen prägen unsere inneren Überzeugungen und unsere Beziehungs- und Bindungsfähigkeiten.[16]

Haben wir schon früh die Erfahrung gemacht, dass unsere nächsten Bezugspersonen uns nicht das geben konnten, was wir gebraucht hätten, können wir zu ganz unterschiedlichen Schlussfolgerungen und entsprechendem Verhalten kommen: Wir verbieten uns, unsere Bedürfnisse wahrzunehmen, weil ja eh keiner da ist, der sie sieht und beantwortet. Vielleicht nehmen wir zwar wahr, was wir bräuchten, können aber ganz schwer um Hilfe bitten, weil wir Angst haben, dass die anderen uns ablehnend gegenüberstehen. Vielleicht finden wir es auch schwierig, angebotene Hilfe anzunehmen, weil wir uns nicht vorstellen können, dass jemand anderes es tatsächlich gut mit uns meint.

Wenn wir uns dauerhaft selbst überfordern, weil wir nicht um Unterstützung und Hilfe bitten können oder wollen, hat das Folgen für unsere körperliche und psychische Gesundheit. Deshalb ist gerade auch der Trauerweg eine Einladung, sich zu öffnen und zu lernen, um Hilfe und Unterstützung zu bitten.

Vielleicht entwickeln wir aber auch eine sehr resignierte Sicht auf uns selbst und die Welt. Immer habe ich die »A-Karte« und keiner ist für mich da. Das kann dazu führen, dass wir uns im Selbstmitleid verlieren und in einer Opferhaltung gefangen bleiben. Im Selbstmitleid kreise ich resigniert um meine leidvolle Situation, während das Selbstmitgefühl mich dafür öffnet, heilsame Schritte gehen zu können.

Auch wenn Ihre frühen Beziehungserfahrungen schwierig waren und Sie sich und Ihre Bedürfnisse wenig wahrnehmen und Sie für sich nur schwer Unterstützung mobilisieren können – es gibt Hoffnung. Sie müssen nicht Opfer Ihrer Situation bleiben. Auch jetzt nach Ihrem Verlust können Sie ihren Trauerweg gestalten lernen. Sie können lernen, sich selbst mit Mitgefühl zur Seite zu stehen. Sie können neue Beziehungserfahrungen machen, indem Sie anfangen, sich anderen mit Ihrer Bedürftigkeit zu zeigen, und dann die Erfahrung machen, dass Sie auch auf Menschen treffen, die für Sie da sind.

GRUNDBEDÜRFNISSE VERSORGEN

Sich Gutes tun fängt ganz basal bei den Grundbedürfnissen an. Ich sorge dafür, dass ich genug esse und trinke. Das ist gar nicht so selbstverständlich, wenn die Trauer wie ein Stein im Magen liegt und man sich fragt: »Wozu soll ich essen und trinken? Alles ist so sinnlos!«

Hier müssen Sie sich vielleicht sogar manchmal zwingen und auf Vertrauen hin handeln, dass es sich lohnen wird. Es hilft, mehrere kleine Mahlzeiten einzunehmen. Es tut gut, viel Gemüse und Obst zu sich zu nehmen. Wenn Sie es schaffen, die Mahlzeiten ansprechend herzurichten, kommt der Appetit mit der Zeit während des Essens.

Manche Trauernden empfinden das Essen am gewohnten Tisch als unerträglich, weil der Platz leer bleibt und es so still ist, dass sie es kaum aushalten können. Es gibt verschiedene Möglichkeiten, um sich diese alltägliche Situation zu erleichtern. Hier einige Ideen von Trauernden, die ich begleiten durfte, um mit dieser Herausforderung umzugehen:

Ich stelle ein Foto meines Mannes an seinen Essplatz und spreche während der Mahlzeit mit ihm. Das tut mir gut, auch wenn ich dabei oft traurig werde und weinen muss.

Ich kann nicht mehr oder noch nicht am Esstisch sitzen und essen. Ich setze mich an einen neuen Platz im Wohnzimmer.

Ich schalte mir eine schöne Musik zum Essen ein, um die Stille ertragen zu können.

Ich halte die Stille bewusst aus.

Auch wenn wir nicht in Trauer sind, fällt es uns oft schwer, darauf zu achten, dass wir genügend Flüssigkeit zu uns nehmen. Wie viel schwerer ist es erst, wenn unsere Aufmerksamkeit ganz von der Trauer besetzt ist. Da hilft es, sich morgens seine vorgenommene Flüssigkeitsmenge (zwei bis drei Liter) bereitzustellen. Am besten eignen sich Wasser, Obstsäfte oder Tee.

Auch Schlaf ist ein Grundbedürfnis. Gerade in der Trauer ist es oft schwierig, in den Schlaf zu finden oder durchzuschlafen. Zu viele Bilder und Gedanken gehen uns durch den Kopf. Schmerzliche Erinnerungen, Sorgen, wie alles weitergehen kann, lassen uns nicht zur Ruhe kommen. Oder wir wachen in der Nacht auf und haben das Gefühl, unsere verstorbene Person zu hören oder zu spüren. Regelmäßigkeit gibt Halt. Sie können versuchen, einen stimmigen Rhythmus für sich zu finden, und sich fragen: Wann will ich gewöhnlich ins Bett gehen? Wann will ich aufstehen? So können Sie sich für Ihren Alltag Struktur geben. Das ist besonders dann wichtig, wenn die Struktur nicht von außen vorgegeben wird durch die Arbeit, durch Kinder oder durch andere Aufgaben, die zu erledigen sind.

Vielleicht haben Sie ein erprobtes Abendritual. Wenn nicht, ist es hilfreich, eines für sich zu entwickeln. In einer Haltung des Experimentierens könnten Sie folgende Anregungen ausprobieren und schauen, was für Sie passend ist:

- Vor dem Zubettgehen ein Glas warme Milch mit Honig trinken.

- Sich ein Lavendelfußbad machen. Sie können auch einen Tropfen Lavendelöl auf einen Wattebausch geben und unter Ihr Kopfkissen legen. Die entspannende Wirkung von Lavendel bereitet den Einschlafmodus vor.
- Auch mit den Übungen aus der Progressiven Muskelentspannung finden manche Menschen besser in den Schlaf. Die Übungen können Sie unter Anleitung in einem Kurs lernen und/oder Sie besorgen sich eine Übungs-CD. Achten Sie darauf, dass die Anleitung mit einer für Sie angenehmen Stimme gesprochen ist.
- Eine schöne Entspannungsmusik kann guttun.

Für mich und viele andere Menschen ist ein Abendgebet eine gute Form, den Tag zu beenden und mich für die Nacht Gott anzubefehlen. Mein Lieblingsgebet ist das »Gebet der liebenden Aufmerksamkeit«. Es wurde von den Jesuiten im Rahmen von Geistlichen Übungen entwickelt. Im Folgenden will ich es Ihnen mit auf den Weg geben:

Gebet der liebenden Aufmerksamkeit

Ankommen. Still werden. Meinen Atem
spüren. Mich in die heilende und tröstende
Gegenwart Gottes stellen. Gott ist jetzt ganz für mich da.

Gott um einen ehrlichen, liebevollen
Blick bitten.

Auf den Tag schauen: Was war?
Wie ging es mir dabei? Was klingt
noch nach? Alles darf sein, so wie es ist.

Vor Gott aussprechen, was jetzt da ist.
Dank – Bitten – Fragen – Klage.

Mich und meine Pläne für morgen
Gott anvertrauen.

Vaterunser beten.[17]

Wenn das Einschlafen schwierig ist, ist die Versuchung groß, durch das Trinken von Alkohol zu entspannen. Ab und zu ein Glas Bier oder Rotwein zu genießen, kann etwas sehr Schönes sein. Allerdings kann sich auch sehr schnell ein gefährliches Suchtpotenzial entwickeln. Nicht zu empfehlen sind deshalb der regelmäßige oder übermäßige Genuss von Alkohol. Oft kann man dadurch zwar schneller einschlafen und der Schlaf ist in der ersten Schlafphase auch tiefer. Allerdings werden die Schlafphasen, in denen wir träumen und Informationen aus dem Tag verarbeiten (REM), kürzer. Dies kann mit der Zeit tagsüber zu Konzentrationsstörungen und Stimmungsschwankungen führen.[18]

Viele Trauernde lassen sich bei Schlafstörungen Schlaftabletten oder Beruhigungsmittel verordnen. Das mag in Einzelsituationen hilfreich sein. Vor allem bei kurzfristiger Anwendung, um den Teufelskreis der Angst vor dem Zubettgehen zu unterbrechen. Aufgrund des hohen Abhängigkeitspotenzials ist es keine Dauerlösung. Auch die Einnahme von sonstigen Beruhigungsmitteln ist nicht zielführend. Es ist heilsam, wenn die Trauer gelebt wird und ihren Ausdruck findet – so schwer dieses Durchleben auch oftmals sein mag –, denn nur so kann sie sich wandeln.

Ein weiteres Bedürfnis ist das nach Bewegung. Wir sind als Menschen nicht dazu geschaffen, ständig zu sitzen. Bewegung tut dabei nicht nur unserem Körper gut, auch unser Geist und unsere Psyche werden dadurch belebt. Regelmäßige Bewegung setzt im Körper Glückshormone frei, senkt den Adrenalinspiegel und wirkt damit stressreduzierend. Dazu müssen wir nicht ins Fitnessstudio oder andere große körperliche Anstrengungen unternehmen. Schon der regelmäßige flotte Spaziergang an der frischen Luft tut gut. Gerade auch in der Trauersituation sich dazu aufzuraffen, kann schwerfallen. Aber es lohnt sich auf Dauer! Vielleicht verabreden Sie sich regelmäßig mit sich selbst auf einen Spaziergang oder mit einem Freund oder einer Freundin. Wenn wir uns körperlich bewegen, kann auch innerlich etwas in Bewegung kommen.

BEI SINNEN SEIN

Gute Selbstfürsorge fängt bei unseren fünf Sinnen an. Wenn vieles durch den Tod sinnlos erscheint, tut es gut, sich auf seine Sinne zu konzentrieren. Darin können wir allmählich neue Hoffnung und Sinn schöpfen.

Der entwicklungsgeschichtlich älteste Sinn ist unser Geruchssinn. Schon ganz früh, noch bevor das Baby seine Mutter sehend erkennen kann, nimmt es ihren Geruch wahr. In unserem Riechzentrum sind ganz viele Geruchserinnerungen gespeichert, die mit emotionalen Informationen von angenehm bis ekelerregend verknüpft sind.[19] Bewusst auf Gerüche zu achten und uns auf die Suche zu machen nach guten Gerüchen, kann uns in Kontakt bringen mit guten Erinnerungen und Gefühlen.

Vielleicht möchten Sie dies heute einmal ausprobieren: Achten Sie doch heute mal ganz bewusst auf die Wohlgerüche in Ihrer Umgebung. Fragen Sie sich: Welcher Duft tut mir gut? Was steigen dabei für positive Erinnerungen auf? Welche guten Gefühle breiten sich aus? Sie dürfen sich ganz bewusst gute Momente gönnen – auch in Ihrer Trauer und gerade, damit Sie mit ihr leben lernen können. Das heißt nicht, dass Sie Ihre Trauer verdrängen oder dass sie dadurch verschwindet, sondern dass Sie Kraft tanken, um dem Unausweichlichen standhalten zu können.

Wenn eine Partnerin/ein Partner gestorben ist, vermissen wir die zärtliche Berührung durch die andere/den anderen. Nichts kann diese wirklich ersetzen, aber Sie können nachspüren, welche Form von »berührt werden« Ihnen guttut. Das kann ein schönes Vollbad mit einem duftenden Badezusatz sein, das Duschen, bei dem Sie bewusst nachspüren, wo Ihnen der Wasserstrahl am meisten wohltut, oder das Eincremen mit einer angenehmen Körperlotion. Vielleicht gönnen Sie sich auch hin und wieder eine Massage. Spüren Sie nach, welche Stoffe Ihnen auf der Haut guttun, welche Kleidung sich angenehm anfühlt.

Das Gleiche gilt für unser Hören. Nehmen Sie sich bewusst Zeit, auf die Geräusche in Ihrer Umgebung zu achten: das Zwitschern der Vögel am Morgen, Regentropfen, die aufs Dach prasseln, das Knacken im Unterholz, das Lauschen auf schöne Musik bei einem Konzert oder auf einer CD.

Suchen Sie mit Ihren Augen nach Farben und Bildern, die etwas in Ihnen berühren: ein schöner Sonnenaufgang oder die ganz besondere Stimmung des Abendlichtes. Achten Sie auf die verschiedenen Grüntöne in Wald und Wiese. Im Frühling können die ersten Knospen an den Bäumen oder die zarten Schneeglöckchen zum Sinnbild werden für Neuanfänge auch im übertragenen Sinn.

Versuchen Sie, beim Essen bewusst zu kauen und zu schmecken! Lassen Sie ein Stück Schokolade ganz genüsslich auf der Zunge zergehen. Oder versuchen Sie, die Konsistenz verschiedener Lebensmittel im Mund mit Ihrer ganzen Aufmerksamkeit wahrzunehmen. Wie fühlen sich die verschiedenen Lebensmittel im Mund an? Wann wird das Brot beim Kauen süßlich? Oder wo spüren Sie die unterschiedlichen Geschmacksrichtungen wie süß, sauer, salzig oder bitter?

ÜBER UNSERE SINNE LERNEN WIR, GANZ IM MOMENT GEGENWÄRTIG ZU SEIN. SIE BESCHENKEN UNS MIT KLEINEN ALLTÄGLICHEN GENUSSERFAHRUNGEN.

Über unsere Sinne lernen wir, ganz im Moment gegenwärtig zu sein. Sie beschenken uns mit kleinen alltäglichen Genusserfahrungen. Es tut gut, wenn Sie sich immer wieder bewusst Zeit nehmen, um sich auf eine Sinneswahrnehmung achtsam einzulassen. Das Gedankenkreisen ist in diesem Moment unterbrochen. Solche kleinen Momente bilden ein wertvolles Gegengewicht zu allem Schweren. Die kleinen Geschenke am Wegrand machen uns Mut, unseren Weg weiterzugehen – auch mit unserer Trauer.

RITUALE ENTWICKELN

Im Zusammenhang mit dem Schlaf habe ich Ihnen ans Herz gelegt, für sich ein Abendritual zu entwickeln. Rituale sind Alltagsgewohnheiten ganz ähnlich. Es sind bestimmte Handlungen, die uns Halt und Vergewisserung geben. Das ist besonders in Zeiten, in denen der Boden unter unseren Füßen ins Wanken geraten ist, wichtig. Rituale können wir gemeinsam mit anderen oder für uns allein begehen.

Sie sind symbolische Handlungen, die etwas ausdrücken, das über das Sichtbare hinausweist. In ihnen geben wir unserem Innersten Ausdruck und gleichzeitig wirkt es auf unser Inneres zurück.

Ich möchte hierbei unterscheiden zwischen Erinnerungsritualen, in denen Ihre Gefühle und Erinnerungen an Ihre verstorbene Person Ausdruck finden, und Ritualen, die Sie für Ihr Leben im Jetzt und Hier stärken.

Erinnerungsrituale

Sie könnten sich eine Erinnerungsecke in Ihrer Wohnung gestalten. Vielleicht mit einem Foto Ihres verstorbenen Menschen und/oder Gegenständen, die etwas aus Ihrer gemeinsamen Geschichte symbolisieren, einer Kerze oder etwas zur Jahreszeit Passendem. Vielleicht möchten Sie sich vor allem am Anfang Ihres Trauerweges jeden Tag einige Momente ganz bewusst Zeit nehmen, um in dieser Erinnerungsecke an Ihren verstorbenen Menschen zu denken. So bekommt Ihr Schmerz einen Ort, an dem er ungestört da sein darf.

In Gedanken höre ich Sie jetzt sagen: »Ich denke doch unentwegt an den anderen, da braucht es doch keine feste Zeit und keinen festen Ort.« Die Erfahrung zeigt, dass es für viele Trauernde hilfreich ist, ein solches Ritual zu haben. Es bringt zum Ausdruck: Ich lade die Erinnerung bewusst ein, da zu sein, und dann verabschiede ich mich auch wieder und wende mich meinem Alltag zu. Wenn die Trauer Sie dann in einer Alltagssituation überfällt, in der Sie ihr keinen Ausdruck geben können oder wollen, ist es für Ihre Seele eine hilfreiche Vergewisserung, dass sie zum gesetzten Zeitpunkt Raum bekommt, gesehen und gehört zu werden.

Auch der Gang zum Friedhof könnte zu solch einem Ritual werden. Am Grab realisieren wir die Endlichkeit des Lebens wie an keinem anderen Ort. Der Friedhof mit dem Grab des geliebten Menschen kann für Trauernde aber auch zu dem Ort werden, an dem Sie sich Ihrer verstorbenen Person nahe fühlen, mit ihr reden, durch die Grabgestaltung Ihrer Liebe Ausdruck geben.

Eine Frau aus der Trauergruppe, die ich begleitet habe, erzählte einmal: *»Ich gehe jede Woche auf den Friedhof und stelle die Lieblingsblumen meines Mannes auf sein Grab.«* Das ist Ausdruck ihrer empfundenen Liebe und Verbundenheit. Etwas tun können, bedeutet für sie Trost.

Das Totengedenken am Totensonntag wird in vielen Kirchengemeinden in einem Ritual begangen. Es wird aller im vergangenen Jahr Verstorbenen aus der Kirchengemeinde gedacht, indem ihre Namen genannt werden. Eine Kerze wird für jeden dieser Menschen an der Osterkerze entzündet und bringt die Hoffnung auf Auferstehung in ein ewiges Leben zum Ausdruck.

In manchen Kirchengemeinden findet am Ostermorgen eine Auferstehungsfeier auf dem Friedhof statt. An dem Ort, an dem die Verstorbenen beerdigt wurden, ertönt an diesem Morgen die Botschaft von Christi Auferstehung in Lesungen, Chorälen und Musik. Für viele ein sehr eindrückliches Zeichen.

Auch wenn es emotional anstrengend ist, kann es trostvoll sein, zu spüren: Ich bin nicht alleingelassen in meiner Trauer. Andere erinnern sich mit mir an meinen geliebten Menschen. Wir weinen gemeinsam und hören gemeinsam auf ein Wort des Trostes.

Rituale, die das Leben im Hier und Jetzt stärken

Lebensrituale, die uns als Hiergebliebene stärken, können ganz unterschiedlich aussehen. Eine Trauernde erzählte mir zum Beispiel, dass sie sich jeden Morgen ans offene Fenster stelle und bewusst ein- und ausatme, dabei forme sie ihre Hände vor dem Körper zur Schale und signalisiere damit: Ich empfange diesen neuen Tag und öffne mich für alles, was er heute für mich bereithält.

Ich persönlich habe es eine Zeit lang zu meinem Ritual gemacht, mich jede Woche mit einem Strauß frischer Blumen zu beschenken. Mein verstorbener Mann überraschte mich immer wieder mit einem Blumenstrauß. Nicht nur bei besonderen Anlässen – manchmal einfach so. Dieser Strauß erinnerte mich daran: Ich bin geliebt und es wert, beschenkt zu werden. Ich darf mich freuen an den Farben und der Schönheit dieser Blumen auch inmitten von Trauer und Schmerz.

Was ist Ihr »Lebensritual«? Was lässt Ihre Seele spüren, dass Ihr Leben kostbar ist? Was lässt Ihre Seele aufatmen und Schönheit wahrnehmen? Vielleicht haben Sie schon eines entdeckt und entwickelt? Wenn nicht, möchten Sie vielleicht jetzt anfangen, etwas auszuprobieren?

Und: Rituale können und dürfen sich ändern. Was Ihnen heute guttut, mag nächste Woche nicht mehr stimmig sein. Von daher ist es wichtig, in einer fürsorglichen Haltung immer wieder zu lauschen, was im Hier und Jetzt für Sie stimmig ist.

3 |

GOTT, WO BIST DU?

Fürwahr, du bist ein verborgener Gott,
du Gott Israels, der Heiland.

Jesaja 45,15 (Lut 2017)

ERSCHÜTTERTER GLAUBE

Vielleicht lesen Sie dieses Buch als jemand, der eine ganz persönliche Glaubensbeziehung zu Gott pflegt. Sie glauben an ihn als Schöpfer und Erlöser. Sie sind in einer christlichen Gemeinde oder Gemeinschaft zu Hause und haben schon in vielen Situationen Gottes Wirken und seine Gegenwart erlebt. Auch im Sterbeprozess der Person, um die Sie trauern, haben Sie etwas von dieser haltgebenden Gegenwart Gottes gespürt. Trotzdem kann es sein, dass Sie sich im Angesicht des Leides fragen: »Wo bist du, Gott? Wie konntest du so etwas zulassen? Wie kann ich jetzt weiter an dich glauben?«

Oder Sie gehören zu den Menschen, die von sich sagen, dass sie zwar einer christlichen Kirche angehören, aber eher einen distanzierten Zugang zum Glauben haben. Durch Ihre existenzielle Lebenserfahrung sind Sie auf der Suche nach dem, was jetzt wirklich trägt, nach Trost und Hoffnung. Die Begegnung mit dem Tod hat in Ihnen Fragen nach dem Sinn des Lebens und dem Danach aufgeworfen, die Sie sich in einer solchen Klarheit vorher wahrscheinlich noch nicht gestellt haben.

Wo immer Sie sich im Moment verorten, ob im Glauben unterwegs, glaubensdistanziert oder zweifelnd – uns verbindet das Ringen mit der Frage nach dem Warum unserer Leiderfahrungen und die Suche nach gangbaren Wegen für unser Weiterleben.

Unser bisheriges Weltverständnis wurde bis in die Grundfesten erschüttert. Vor allem, wenn die verstorbenen Menschen nicht an einem natürlichen Tod am Ende eines betagten und erfüllten Lebens gestorben sind.

Gott, wo bist du – und wie bist du zu finden? Nach dem Tod meines Mannes habe ich mir diese Fragen oft gestellt:

Als Missionare waren wir damals als junge Familie für Gott und die Sache des Glaubens unterwegs im Osten Österreichs. Unsere Aufgabe war es, in Zusammenarbeit mit einer evangelikalen Freikirche Menschen für eine persönliche Beziehung zu Jesus Christus zu gewinnen.

> WO IMMER SIE SICH IM MOMENT VERORTEN, OB IM GLAUBEN UNTERWEGS, GLAUBENSDISTANZIERT ODER ZWEIFELND – UNS VERBINDET DAS RINGEN MIT DER FRAGE NACH DEM WARUM UNSERER LEIDERFAHRUNGEN UND DIE SUCHE NACH GANGBAREN WEGEN FÜR UNSER WEITERLEBEN.

Dieser Lebensentwurf war nicht ohne Herausforderungen. Aber wir waren und fühlten uns als Gestalter unseres Lebens, voller Engagement und Hoffnungen für die berufliche und private Zukunft. Mein verstorbener Mann Francis war ein Familienmensch und liebevoller Vater, ein Lehrer, der seinen Beruf liebte. Sportlich aktiv und gerne auf dem Fahrrad unterwegs. Täglich fuhr er mit dem Fahrrad zum Bahnhof, um mit dem Zug weiter zur Arbeit zu fahren. Und dabei passierte das Unglück. Er stürzte ohne Außeneinwirkung vom Fahrrad und verstarb wenig später an den Folgen dieses Sturzes. Zurück blieben wir: ich, seine Frau, und unsere zwei Kinder, unser Sohn mit fast drei Jahren und unsere Tochter mit zehn Monaten.

Was für ein sinnloser Tod. Wo warst du, Gott, in diesem Moment?

Hast du weggeschaut oder einfach zugesehen? Warum hast du nicht eingegriffen? Warum wir? Wir liebten dich doch, waren mit all unserer Lebenskraft für dich und die Sache des Glaubens unterwegs. Hast du nicht versprochen, die an dich glauben, zu bewahren?

Diese Fragen im Angesicht meiner ganz persönlichen Geschichte reihen sich ein in die grundsätzlichen Fragen nach dem Wesen und den Eigenschaften Gottes. Wenn er allmächtig ist, warum lässt er dann Leid und Elend zu? Warum mutet das Leben uns so tiefe Leiderfahrungen zu? Ist Gott zu schwach, um einzugreifen? Ist das Leiden der Menschheit etwa selbst verschuldet und die natürliche Konsequenz aus Fehlverhalten? Diese oder ähnliche Fragen habe ich mir Wochen nach der Beerdigung wieder und wieder gestellt.

Direkt nach dem Tod und im ersten Schock waren andere Fragen im Vordergrund. Da ging es um das nackte »Überleben«. Was ist jetzt zu tun und zu organisieren? Wovon sollen wir leben, wenn der Alleinverdiener tot ist? Aber mit der Zeit kamen sie mit Wucht: die Fragen nach dem Warum – die Fragen nach der Gegenwart Gottes inmitten des Leides!

Die Frage nach dem Warum ist bis zum heutigen Tag offen. Ich habe darauf keine Antwort. Nach wie vor bin ich der Überzeugung, dass es nichts Besseres für mich und unsere Kinder gegeben hätte, als dass mein Mann, ihr Vater, am Leben geblieben wäre! Jegliche Erklärungsversuche »Das musste passieren, damit …« helfen mir hier nicht weiter.

Ja, in meinem bzw. unserem Leben ist viel Gutes gewachsen in der Zwischenzeit. Im letzten Kapitel dieses Buches will ich unter dem Thema »Reifungsschritte« einen kleinen Ausschnitt davon entfalten. Aber das Warum wird in diesem Leben wahrscheinlich unbeantwortet bleiben.

Ich musste lernen, mit den offenen Fragen an Gott zu leben. Diese Fragen erschütterten meinen Glauben und verunsicherten mich in meiner Beziehung zu Gott. Aber ich wollte nicht nach meinem Mann auch noch mein bisheriges Lebensfundament, meine Beziehung zu Gott und meinen Glauben an ihn, verlieren und aufgeben.

Damals formulierte ich mit den Worten Jakobs aus 1. Mose 32,27 einen Entschluss, den ich schon sehr früh nach dem Tod meines Mannes auch in mein Tagebuch schrieb: *»Ich lasse dich nicht los, bevor du mich gesegnet hast!«*

Ich will diese Worte kurz in ihrem Zusammenhang skizzieren: Jakob ist mit seiner ganzen Familie, seinem Gefolge und allen Tieren und Habseligkeiten unterwegs in seine alte Heimat. Aus seiner Heimat ist er vor vielen Jahren geflohen, nachdem er seinen Bruder vor seinem Vater Isaak um sein Erstgeburtsrecht betrogen hatte. Mit seiner Rückkehr wird er auch seinem Bruder wieder begegnen. Nachvollziehbar, dass er voller Angst und Anspannung dieser Begegnung entgegensieht. Er hat sich verschiedene Strategien überlegt, wie er seinen Bruder besänftigen kann (1. Mose 32,8-22).

Mitten in der Nacht lässt er seine Familie den Fluss Jabbok überqueren und bleibt allein zurück. Ihm tritt ein Mann entgegen, der mit ihm kämpft. In diesem Ringen bekommt Jakob einen Schlag auf das Hüftgelenk, sodass er hinkt. Aber er ist nicht bereit, den Kampf zu beenden, und spricht diese Worte: *»Ich lasse dich nicht los, bevor du mich gesegnet hast!«* Der Fremde segnet ihn. Er gibt ihm auch einen neuen Namen: *»Du sollst nicht länger Jakob heißen,« sagte der Mann. »Von jetzt an heißt du Israel. Denn du hast sowohl mit Gott als auch mit Menschen gekämpft und gesiegt« (1. Mose 32,29).*

Natürlich war ich in einer ganz anderen Situation als Jakob damals. Aber ich habe mich wiedergefunden in diesem Unterwegssein in ein neues und doch auch altes Land. Zurück in den Status »Single« – jetzt als Verwitwete allein unterwegs. Voller Angst und Anspannung, wie es gelingen kann, ein Leben allein mit den Kindern zu gestalten.

Dieser Satz Jakobs wurde zu meinem Leitmotto. In aller Verzweiflung und Klage, in allem Fragen und Hadern inmitten von körperlichen Stresssymptomen – immer wieder kehrte ich zu diesem Entschluss zurück. Mit diesem »Gott, ich verstehe dich nicht, aber ich lasse dich nicht, du segnest mich denn« suchte ich immer wieder aufs Neue die Nähe Gottes.

RAUM FÜR MEINE KLAGE

Der Segen Gottes und sein Trösten haben viele unterschiedliche Facetten. Eine davon ist, dass wir in ihm ein Gegenüber für unsere Klage finden. Wir dürfen unser Herz vor Gott ausschütten. Vor allem in den Klagepsalmen im Alten Testament finden wir viele Beispiele, wie die Psalmbeter ihr Innerstes vor Gott zum Ausdruck bringen.

NICHTS, ABER AUCH GAR NICHTS MÜSSEN WIR IM GEBET VOR GOTT ZURÜCKHALTEN. WIR DÜRFEN EHRLICH SEIN UND IN WORTE FASSEN, WAS UNS BEDRÜCKT UND UNS DIE LUFT NIMMT.

Sie kommen vor ihn mit ihrer Verzweiflung, ihren Fragen, selbst mit ihrer Anklage. Nichts, aber auch gar nichts müssen wir im Gebet vor Gott zurückhalten. Wir dürfen ehrlich sein und in Worte fassen, was uns bedrückt und uns die Luft nimmt.

Die Psalmbeter geben ihrer Verzweiflung über die gefühlte Gottesferne Ausdruck:

> *Herr, warum bist du so fern? Warum verbirgst du dich, wenn ich dich am nötigsten habe?*
>
> Psalm 10,1

Herr, wie lange willst du mich noch vergessen? Wie lange willst du dich noch von mir abwenden?
Psalm 13,2

Jeden Tag rufe ich zu dir, mein Gott, doch du antwortest nicht. Jede Nacht schreie ich zu dir, doch ich finde keine Ruhe.
Psalm 22,3

Sie spüren nichts mehr von der Gegenwart Gottes – und doch bringen sie genau diese Gefühle der Gottesferne und der Verborgenheit Gottes vor Gott selbst. Ihre Gefühle finden Ausdruck bei Gott als einem Gegenüber, auf den sie sich beziehen. Sie beschreiben ihr Ergehen in sehr anschaulichen Bildern: *»das Wasser geht mir bis an die Kehle« (Psalm 69,2; Lut 2017); »Meine Augen sind müde vom Weinen, ich bin völlig am Ende« (Psalm 31,10; GNB); »Die Verzweiflung raubt mir die Kraft, meine Glieder versagen den Dienst« (Psalm 31,11; GNB); »vernichtende Fluten stürzten auf mich ein« (2. Samuel 22,5; GNB).*

In Psalm 69,3.4 betet David: *»Immer tiefer versinke ich im Schlamm, meine Füße finden keinen Halt. Ich stehe im tiefen Wasser, und die Flut überwältigt mich. Ich bin müde vom Schreien, meine Kehle ist rau und wund. Meine Augen sind müde und matt vom Warten auf dich, mein Gott.«*

Diese Beispiele aus den Psalmen können uns ermutigen und bestärken, unser Ergehen vor Gott zur Sprache zu bringen. Lesen Sie die Klagepsalmen. Lassen Sie deren Worte zu Ihren eigenen werden, dort wo Sie sich in Ihrem Erleben wiederfinden. Zu merken, da hat jemand in Worte gefasst, was ich auch in mir fühle, kann zur Entlastung werden. Da können Sie sich hineinfallen lassen. Trauen Sie sich, Ihre Fragen und Anklage auch ganz persönlich in Ihren Worten zu formulieren – sozusagen Ihren eigenen Klagepsalm zu schreiben. Wo

Sie nicht einmal mehr Worte formulieren können, weil der Schmerz so tief und die Erschöpfung so groß ist, dürfen Sie wissen, dass Gott Sie sieht und Sie ihm wichtig sind. Ihr Leid und Ihre Trauer sind ihm nicht egal, auch wenn er sich für Sie weit weg anfühlt.

Im Buch Hiob wird uns in der Bibel die Geschichte von Hiob erzählt. Er war ein rechtschaffener Mann, der ein gottesfürchtiges Leben führte. Und doch erhielt er eine »Hiobsbotschaft« nach der anderen. Zuerst verlor er seinen Besitz, seine Tiere und Mitarbeiter. Danach kamen auch seine Kinder ums Leben. Zum Schluss wurde er auch noch schwer krank (Hiob 1–2). Die Frage, warum Gott das Leid zugelassen hat, quälte ihn sehr. Er kämpfte mit Freunden und mit Gott, brachte seine Verzweiflung und Klage zum Ausdruck (Hiob 3–42).

An keiner Stelle verurteilt Gott die Psalmbeter oder auch Hiob für das, was diese als ehrlichen Ausdruck ihres Herzens vor ihn bringen.

Unsere Mitchristen, wie auch die Freunde Hiobs damals, sind darin mitunter sehr viel unbarmherziger. Da kann es passieren, dass Ihnen mit wohl gemeinten Ratschlägen begegnet wird: »Gott hat deinen Mann im Himmel gebraucht«, »Denen, die Gott lieben, müssen alle Dinge zum Besten dienen«, »Ihr werdet euch im Himmel wiedersehen«.

Lassen Sie sich nicht vorschnell mit solchen Tröstungsversuchen Ihre Trauer verbieten oder sie begrenzen. Ja, es ist richtig, wir glauben als Christen an die Auferstehung der Toten. Es ist auch richtig, dass Gott aus den übelsten Widerfahrnissen Gutes wirken kann. Aber für alles gibt es seine Zeit! Es gibt eine Zeit, da ist es dran, zu klagen und zu trauern. Es ist wichtig, der Trauer und Klage Zeit und Raum zu geben, damit durch sie hindurch Neues wachsen kann. Oft ist es nicht die Stimme Gottes, die durch Menschen so zu Ihnen spricht, sondern die Unfähigkeit der Menschen, Leid und Trauer zunächst mitauszuhalten. Trauen Sie sich, sich Gott zuzumuten mit aller Rohheit Ihrer Gedanken und Gefühle. Auch Hiob war nicht zimperlich mit Gott. Wenn unsere Gefühle und Fragen einen Ausdruck finden und von einem Gegenüber aufgenommen, wirklich gesehen und gehört werden, hat das eine heilsame Wirkung auf unser Inneres.

Da kann sich, wie in vielen Psalmen, schon während des Gebetes etwas in unserem Inneren lösen und verändern. Manchmal spüren wir wieder einen Funken Hoffnung. Oder ein innerer Friede breitet sich aus, auch wenn sich an der äußeren Situation nichts verändert. Es kann aber auch lange Durststrecken geben, wo wir so gar nichts von Gottes Zuwendung spüren.

Wenn Sie gerade auf solch einer Durststrecke sind, geben Sie nicht auf, Gott zu suchen. Hören Sie nicht auf, Ihr Herz vor Gott auszuschütten. Werfen Sie Ihr Vertrauen nicht weg. Reden Sie wie die Psalmbeter Ihrem eigenen Herzen liebevoll zu: *»ich werde ihm noch danken« (Psalm 42,6; Lut 2017); »Und doch weiß ich, dass mein Erlöser lebt« (Hiob 19,25); »Ich glaube aber doch, dass ich sehen werde die Güte des Herrn im Land der Lebendigen« (Psalm 27,13; Lut 2017).*

OFT GILT ES, AN DER BLOẞEN WAHRHEIT FESTZUHALTEN, DASS GOTT ZU SEINEN ZUSAGEN STEHT. GEGEN ALLEN ÄUẞEREN ANSCHEIN UND INNERES FÜHLEN WIRD ER SIE NIEMALS VERLASSEN.

Oft gilt es, an der bloßen Wahrheit festzuhalten, dass Gott zu seinen Zusagen steht. Gegen allen äußeren Anschein und inneres Fühlen wird er Sie niemals verlassen. Er hat versprochen, dass er das geknickte Rohr nicht zerbrechen wird. Mit unserem Gefühl der Gottverlassenheit müssen wir nicht allein bleiben. Was mich dessen so sicher macht? Die Passionsgeschichte.

Die Evangelisten erzählen uns vom Leiden Jesu. Sie erzählen uns, wie Jesus kurz vor seinem Tod seine Jünger einweiht in das, was vor ihm liegt. Er spricht dabei von seinem Leiden und Sterben. Die Jünger wollen es nicht hören. Petrus entgegnet ihm: *»Das darf nicht sein, Herr, […] Das darf auf keinen Fall geschehen!« (Matthäus 16,22).*

Jesus stößt mit der Ankündigung seines Todes auf großen Widerstand und bleibt damit allein. Der bevorstehende Auftrag erfüllt ihn mit tiefer Angst. In seiner großen Verzweiflung bittet er im Garten Gethsemane drei seiner Jünger, mit ihm zu wachen und zu beten. Was passiert? Sie schlafen ein. Nicht nur beim ersten Mal. Jesus bittet sie noch zweimal, ihm beizustehen. Wieder schlafen sie ein. Jesus erlebt hier das Verlassensein von Menschen. In aller Verlassenheit ringt er im Gebet mit Gott, seinem Vater. Er fleht ihn an, diesen Kelch an ihm vorübergehen zu lassen. In seinem Flehen willigt er schließlich in diesen Weg ein: *»dein Wille geschehe« (Markus 14,36)*. Das ist nicht leicht. Wir lesen von tief empfundenem Schmerz, der sich auch ganz körperlich zeigt.

Mit der Kreuzigung kommt es noch schlimmer. Von allen verlassen und verspottet hängt er dort am Kreuz. Kurz bevor er stirbt, sein Schrei: *»Mein Gott, mein Gott, warum hast du mich verlassen?« (Markus 15,34)*.

Er, der sowohl Gott als auch Mensch war, zeigt in diesem Moment vor allem seine menschliche Seite. Er teilt darin Ihr Gefühl der Gottverlassenheit. Er, der sich nichts zuschulden kommen ließ, wird als Unschuldiger für uns gekreuzigt. Er nimmt die Gottverlassenheit auf sich, steigt hinab ins Totenreich, damit wir einen Fürsprecher bei Gott haben.

Dieser Jesus, der seine Passion mit allen menschlichen Gefühlen der Angst, Schmerzen, Verlassenheit und Gottesferne durchlebt hat, versteht Ihren Schmerz, Ihre Verlassenheit und Einsamkeit. Bei ihm können Sie sich mit allen Ihren Gefühlen und Befindlichkeiten bergen. In ihm haben Sie für alle Ihre Fragen, auch in denen, die Sie noch nicht einmal in Worte fassen können, einen Fürsprecher bei Gott.

Jesus Christus ist nicht im Grab geblieben, sondern auferstanden. Als der Auferstandene kommt er Ihnen entgegen, mitten hinein in

Ihre Zerrissenheit und Trauer. Er hat seinen Jüngern damals versprochen, dass er ihnen nach seinem Tod einen Tröster und Beistand schicken wird – den Heiligen Geist (Johannes 15,16).

In der Apostelgeschichte des Lukas können Sie vom Kommen und Wirken des Heiligen Geistes lesen. Diesen Heiligen Geist verspricht er auch Ihnen. Er macht uns der Gegenwart Gottes in unserem Leben gewiss und bewirkt, dass in uns langsam wieder neues Vertrauen und Hoffnung wachsen können. Eine Hoffnung darauf, dass sich Ihr Schmerz mit der Zeit wandeln wird in Zuversicht und Dankbarkeit. Aber auch die Hoffnung, dass Gott uns am Ende der Zeit ganz und gar heilen wird: *»Gott wird abwischen alle Tränen von ihren Augen, und der Tod wird nicht mehr sein, noch Leid noch Geschrei noch Schmerz wird mehr sein«* – wie es Johannes in Offenbarung 21,4 (Lut 2017) schreibt.

Ich lade Sie ein, sich jetzt Zeit zu nehmen und die Passionsgeschichte in Markus 14 und 15 unter diesem Aspekt zu lesen und auf sich wirken zu lassen.

Kommen Sie mit Jesus darüber ins Gespräch, was diese Betrachtung in Ihnen auslöst. Bringen Sie Ihre Klage, Ihre Bitte vielleicht auch Ihren Dank oder was immer in Ihnen in Bewegung ist, im Gebet vor ihn.

DER MITLEIDENDE GOTT

Damals war ich froh, dass ich fünf Monate nach dem Tod meines Ehemannes in Wales in einem christlichen Seelsorgezentrum eine Anlaufstelle für mich und meine Trauer fand. Dort wurden meine Fragen und Zweifel mit mir gemeinsam ausgehalten, ohne vorschnelle platte Antworten zu geben. Vor allem wurde mir ein Bild von Gott gezeichnet, das ihn mir als mitleidenden Gott nahebrachte.

Er, Gott, leidet mit mir, weil ich mit 33 Jahren meinen Mann verloren habe und unsere Kinder jetzt ohne Vater aufwachsen mussten. Er hat ihn nicht von dieser Welt genommen, weil er ihn bei sich haben wollte und wir als Hinterbliebene ihm weniger wichtig waren. Gleichzeitig war der Tod meines Mannes diesem Gott nicht verborgen, sondern: *»Dem Herrn sind die Menschen kostbar, die er liebt; es betrübt ihn, wenn sie sterben«,* wie es in Psalm 116,15 heißt. In anderen Übersetzungen heißt es auch: *»Kostbar ist in den Augen des Herrn der Tod seiner Frommen«* (ELB). Diese Spannung, dass Gott souverän und allmächtig ist und doch nicht eingreift, um uns vor allem Leid zu bewahren, lässt sich in unserer Daseinsdimension nicht auflösen. Sein Wesen und sein Handeln bleiben in vielem noch ein Geheimnis. Gleichzeitig galt und gilt es, daran festzuhalten, dass er der mitleidende und mitgehende Gott ist.

NEUE ZUGÄNGE ZUM GLAUBEN

Wenn unser Glaube durch einen Schicksalsschlag wie den Tod eines geliebten Menschen erschüttert wird, dann können neue Wege, unseren Glauben auszudrücken und ihn zu leben, heilsam und wohltuend sein.

Spannenderweise begegnete mir, die ich doch aufgebrochen war, um im katholischen Österreich zu missionieren, gerade innerhalb der katholischen Kirche viel heilsamer Umgang mit Trauer. Unter anderem half mir die Teilnahme an einer Bibliodramagruppe, die von einem Pater geleitet wurde, einen neuen und ehrlicheren Zugang zum Glauben zu entdecken. Im Bibliodrama werden biblische Texte unter Einsatz des ganzen Körpers kreativ in Rollen umgesetzt und im freien Spiel dargestellt. Dabei geht es weniger um eine Darstellung der Texte als vielmehr um eine Identifikation mit den in den Texten ausgedrückten menschlichen Grunderfahrungen. Durch diese Identifikation mit der Rolle/dem Text werden die biblischen Aussagen vergegenwärtigt und eröffnen eine Begegnung mit dem Text.[20]

Wir hatten uns damals vor allem mit dem Volk Israel und dessen Auszug aus Ägypten und seiner langen Wüstenwanderung befasst. Gott wies dem Volk den Weg in Wolke und Feuersäule, er versorgte sie mit Manna und Wasser (2. Mose 1–16).

In meinem persönlichen Leben beschäftigte mich zu dieser Zeit unter den vielen anderen Fragen vor allem die Frage: Soll ich mit den Kindern in Österreich bleiben oder nach Deutschland umziehen? Vieles von dem, was im bibliodramatischen Spiel zum Ausdruck kam, dockte direkt an meine inneren Fragen an. Diese ganzheitlichen Erfahrungen innerhalb der Gruppe bestärkten und ermutigten mich, in meiner Entscheidung zum Umzug und beim Wiedereinleben in Deutschland auf Gottes Fürsorge zu vertrauen.

Dabei wurde deutlich, wie viel in meinem Glauben sich bisher hauptsächlich im Kopf abgespielt hatte und welch festgelegte Überzeugungen und Vorstellungen von Gott ich in mir trug. Es tat gut, mich ehrlich meiner eigenen Wirklichkeit zu stellen und gerade darin Gott als dem ganz anderen zu begegnen. Es musste nicht auf alles sofort eine Antwort gegeben werden. Es ging auch darum, Fragen offenzulassen und im freien Spielen der Texte Erfahrungen zu machen und ihnen darüber hinaus körperlich nachzuspüren.

Jahre später habe ich durch eine Freundin »Kontemplative Exerzitien« für mich entdeckt. In der Christusbruderschaft Selbitz[21], einer evangelischen Ordensgemeinschaft in Franken, machte ich meine ersten Erfahrungen mit dem »Herzensgebet«. Kontemplation heißt: sich Zeit nehmen, um mit ganzer Aufmerksamkeit in der liebenden Gegenwart Gottes zu verweilen, auf ihn zu schauen und zu hören, vor ihm zu *sein*. Um gut »da sein« zu können, ist es hilfreich, nicht durch die vielen Stimmen im Außen abgelenkt zu werden, die oft unseren Alltag begleiten. Deshalb waren die Gebetszeiten eingebettet in ein durchgehendes Schweigen. Auch während der gemeinsamen Mahlzeiten wurde geschwiegen. So war jede und jeder allein mit Gott unterwegs und doch eingebunden in die Gemeinschaft der Gruppe.

In den Gebetszeiten wurden wir angeleitet, unseren Atem bewusst wahrzunehmen und diesen mit dem Namen »Jesus Christus« (Anleitung Herzensgebet, siehe Anhang S. 200) zu verbinden. So verbrachten wir hörend Zeit in der Gegenwart Gottes. Die Gedanken schweiften ab und es galt, sie immer und immer wieder zurückzuholen und zu üben, ganz im gegenwärtigen Moment vor Gott zu sein. Nichts zu wollen und nichts zu müssen, außer ganz präsent zu sein. Wir übten uns, ins Lauschen zu kommen auf das, was wir von Gott her wahrnehmen, auf seine Stimme zu hören und Empfangende zu werden. Die inneren Regungen oder Resonanzen durften einfach kommen und da sein, ohne gleich beurteilt zu werden.

Mein Gebetsleben war bis zu diesem Zeitpunkt sehr davon geprägt, meine Bitten und Fürbitten vor Gott zu bringen und etwas für Gott zu tun. Im »Herzensgebet« geht es im Gegensatz dazu vielmehr um ein »Vor-ihm-Sein« als um ein »Etwas-für-ihn-Tun«.

In diesem Gegenwärtigsein kam vieles in mir ins Fließen. Buchstäblich flossen die Tränen in Strömen und wässerten den vertrockneten Boden meiner Lebenswirklichkeit. Ich konnte etwas von der Barmherzigkeit und dem Mitgefühl Gottes mir gegenüber erahnen. Die täglichen Einzelgespräche mit einer geistlichen Begleiterin halfen mir, die Erfahrungen zu sortieren und zu vertiefen. In dieser Atmosphäre des Angenommenseins konnte ich auch ehrlicher mit mir selbst werden. Meine Einsamkeit und Überforderung, aber auch mein Angerührtsein, meine Sehnsucht und meine Wünsche durften da sein – vor mir selbst, vor Gott und auch vor anderen. In diesen Begegnungen wurde die Saat gelegt für eine andere Form, meinen Glauben zu leben und neue Erfahrungen mit Gott zu machen.

Wenn ich Ihnen hier von meinem Erleben erzähle, dann nicht mit dem Anspruch, dass Sie auf Ihrem Weg genau die gleichen Erfahrungen machen müssten. Ich will Ihnen vor allem Mut machen, Ihren Fragen und vielleicht auch Ihrer Sehnsucht nach Gott auf einer für Sie stimmigen Weise nachzugehen. Wenn Sie das tun, werden Sie die Entdeckung machen, dass Gott schon längst auf der Suche nach Ihnen ist. Das kann auf vertrauten Wegen und Weisen geschehen oder auf neuen, Ihnen noch wenig vertrauten.

Meine eigene Erfahrung und die von vielen anderen Trauernden ist, dass sich Türen öffnen, nach denen wir gar nicht gesucht hätten. Manchmal erschließen uns Bücher, die wir wie zufällig entdecken, neue Sichtweisen. Dann wieder inspirieren uns Begegnungen mit Menschen oder der Natur, etwas Neues auch in unserer Glaubenspraxis auszuprobieren.

Es könnte sein, dass Ihre bisherige Form, Ihre Gottesbeziehung zu leben, in der neuen Lebenssituation nicht mehr stimmig ist. Es kann sein, dass Sie sich eingestehen müssen, dass Ihr bisheriges Bild von Gott zerbrochen ist.

Es ist aber nur das Bild, das Sie sich von ihm gemacht haben, das zerbrochen ist. Wo etwas zerbrochen ist, ist gleichzeitig etwas aufgebrochen. Dieses Aufgebrochensein birgt neben den Scherben auch eine Chance. Es ist die Chance, Neues zu entdecken und andere, hoffentlich heilsame, Erfahrungen zu machen. Dann kann es passieren, dass Sie mit Hiob sagen können: *»Bisher kannte ich dich nur vom Hörensagen, doch jetzt habe ich dich mit eigenen Augen gesehen« (Hiob 42,5).*

In diesem existenziellen Ringen mit Gott machen wir mitunter Erfahrungen, die für manche Mitchristen in Gemeinden, denen wir uns zugehörig fühlen, fremd und nicht nachvollziehbar sind. Oder wir empfinden eine Distanz zu der Glaubenspraxis der anderen. Hier braucht es viel Mut und Unterscheidungsfähigkeit, sich zu positionieren. Es kann dran sein, die Diskrepanz zunächst wahrzunehmen und auszuhalten. Es kann dran sein, sich innerhalb der vertrauten Gemeinde die Menschen zu suchen, die Ihnen jetzt guttun. Manchmal ist es aber auch nötig, gewohnte Pfade zu verlassen und die Fühler nach einer neuen Gemeinde mit einer anderen Ausrichtung auszustrecken.

Meine Erfahrung, und die teile ich mit vielen anderen Trauernden, ist die, dass Gott uns den schmerzlichen Lernprozess, mit unserer Trauer zu leben, nicht abnimmt. Aber er geht mit uns als der *»Ich werde sein, der ich sein werde« (2. Mose 3,14; Lut 2017).*

GEBETSZEITEN MIT DEN MEDITATIONSIMPULSEN GESTALTEN

In meinem Vorwort habe ich Ihnen versprochen, dass es ab dem vierten Kapitel am Ende eines jeden Kapitels einen Meditationsimpuls gibt. Diesen Impuls können Sie gerne, wie Sie es gewohnt sind, für sich vor Gott bewegen.

Sie können aber auch auf die vielfach erprobten Anleitungen zurückgreifen, die Sie im Anhang dieses Buches finden (siehe Seite 194 ff.). Dort sind zwei verschiedene Formen der Schriftbetrachtung, eine Bildmeditation und das Herzensgebet sowie eine Körperwahrnehmungsübung und eine Körperübung abgedruckt. Diese Anleitungen werden so oder ganz ähnlich in Kursen wie »Geistliche Übungswege im Alltag« oder »Exerzitien im Alltag« in Kirchengemeinden, Klöstern und Bildungshäusern angeboten. Um Ihnen den Einstieg in die Meditationsimpulse ein wenig zu erleichtern, möchte ich Ihnen hier zunächst einige Impulse zur Vorbereitung mit auf den Weg geben.

Einstimmung in eine Gebetszeit

Vielleicht haben Sie schon einen Platz in Ihrer Wohnung, an dem Sie sich gut konzentrieren und still werden können. Vielleicht sind die Meditationsimpulse der folgenden Kapitel auch eine Einladung und ein Anlass, sich einen solchen Platz zu suchen und einzurichten. Dazu einige Empfehlungen:

- Ihr Ort sollte so gewählt sein, dass Sie nicht durch Telefon oder Sonstiges abgelenkt werden. Es sollte ein Ort sein, der Ihnen hilft, sich zu sammeln.

Suchen Sie sich Gegenstände, die Ihnen beim Daraufschauen helfen, sich zu sammeln. Das könnte zum Beispiel eine Kerze, eine Ikone oder ein Kreuz sein.

- Wichtig ist, dass Sie sich wach fühlen, gut sitzen und dabei frei atmen können, vielleicht auf einem Stuhl, Meditationshocker, Taizé-Schemel oder Sitzpolster.
- Legen Sie evtl. eine Decke unter Ihre Füße gegen die Bodenkälte oder unter Ihre Knie. Für ein besseres Geerdetsein hilft es, die Schuhe auszuziehen.

Bei sich selbst ankommen

Wenn Sie Ihren Platz gefunden und eingenommen haben, ist es hilfreich, sich mit einer Körperübung zu fokussieren. In unseren Gedanken sind wir gerade auch in unserer Trauersituation oft in der Vergangenheit oder in der Zukunft. Wenn wir uns zunächst mit und in unserem Körper wahrnehmen, hilft es uns, präsenter im gegenwärtigen Moment zu sein.

Vielleicht sind Ihnen Übungen zur Körperwahrnehmung bereits aus anderen Kontexten vertraut (Exerzitien, Feldenkrais, Eutonie, Geistliche Begleitung). Es braucht ein wenig Übung, um die Anleitung so zu verinnerlichen, dass Sie nicht immer das Textblatt dazu brauchen. Vielen hilft es, eine gesprochene Anleitung zu hören, als ihr nur in der eigenen Vorstellung zu folgen. Vielleicht haben Sie die Möglichkeit, innerhalb eines Kurses oder einer Einzelbegleitung sich darin anleiten zu lassen, oder Sie können sich den Text auch mithilfe Ihres Handys aufnehmen. Lesen Sie ihn in einem meditativen Tempo und bauen Sie genügend Pausen ein.

Im Anhang finden Sie unter Körperübung eine weitere Möglichkeit, ganz bei sich und in Ihrem Körper anzukommen. Alle Anleitungen sind in der Ich-Form gehalten, sodass Sie diese für sich direkt übernehmen oder auch aufnehmen können.

Gebetszeit gestalten

Ich möchte Ihnen hier noch einige Anregungen für Ihre Gebetszeit mitgeben, wie ich sie selbst in Kursen kennen- und schätzen gelernt habe. Solch eine feste Struktur für Ihre Gebetszeit kann Ihnen im Durchleben dieser schwierigen Zeit wie ein Geländer Halt und Struktur geben. Viele erleben es auch als hilfreich, sich feste Zeiten für das Gebet vorzunehmen. Es gilt aber, sich nicht unter Druck zu setzen. Die Anleitungen sollen Ihnen dienen und Sie nicht belasten.

Einen bewussten Anfang setzen: Indem Sie einen bewussten Anfang setzen, öffnen Sie sich für die Gegenwart Gottes. Das kann mit dem Anzünden einer Kerze, einem Kreuzzeichen, einer Verneigung (oder was sonst für Sie stimmig ist) geschehen.

Anfangsgebet: Wählen Sie entweder ein frei formuliertes oder ein vorformuliertes Gebet, mit dem Sie alle Ihre Gebetszeiten beginnen.

Bei sich ankommen: Eine Körperwahrnehmungsübung oder eine Körperübung (siehe Anhang, Seite 194 ff.) kann Ihnen helfen, bei sich selbst anzukommen.

Meditation: Die Meditationsimpulse, wie Sie sie am Ende der Kapitel vorfinden, können Ihnen hier eine Hilfe sein. Sie betrachten die Texte bzw. Bilder wie vorgeschlagen – entweder in einer der zwei Formen der Schriftbetrachtung, als Bildmeditation oder mithilfe eines Atemgebetes.

Abschluss der Gebetszeit: Es ist gut, die Gebetszeit bewusst zu beenden, vielleicht ähnlich wie am Anfang durch das Ausblasen der Kerze, ein Kreuzzeichen oder eine andere Geste, ein Vaterunser usw.

4 |

DEN SCHMERZ AUSTRAGEN

Was kannst Du tun,
wenn der Schmerz Dich innerlich zu zerreißen droht?
Was kannst Du anderes tun,
als den Schmerz auszuhalten,
ihn zu ertragen,
ihn auszutragen,
wie ein Kind?
Der Schmerz braucht seine Zeit,
bis durch ihn hindurch
Neues geboren wird.
Das allein gibt dem Schmerz Sinn:
dass aus ihm eines Tages
neues Leben Dir erwächst.

Christa Spilling Nöker[22]

FACETTEN MEINES SCHMERZES

Wenn ein lieb gewordener Mensch stirbt, fühlt es sich oft an, als wäre ein Teil von uns herausgerissen worden. Wir bleiben mit einer großen klaffenden Wunde zurück. Im Bild gesprochen: Die Wunde blutet heftig, es fühlt sich an, als müssten wir verbluten. Ein Teil unserer Lebenskraft verlässt uns. Wir empfinden unsagbaren Schmerz.

Wir wollten diesen Tod nicht. Den Schmerz wollen wir nicht fühlen und ertragen müssen, aber er ist da. Das noch Unfassbare ist geschehen. Der geliebte Mensch ist tot.

Wenn Sie achtsam hin spüren zu Ihrem Schmerz, dann nehmen Sie vielleicht ganz unterschiedliche Aspekte Ihres Schmerzes wahr.

Der Schmerz, weil mir der andere fehlt

Da ist der Schmerz darüber, dass Ihr Leben ein anderes geworden ist. Dieses *nie mehr* – es tut so unglaublich weh. Nie mehr das Leben auf die gleiche Weise mit der Verstorbenen/dem Verstorbenen teilen; mit der Partnerin/dem Partner, Ihrem Kind, Ihrer Mutter, Ihrem Vater, Ihrer Schwester oder Ihrem Bruder, Ihrem Freund oder Ihrer Freundin. Der Schmerz über die Lücke, die durch nichts und niemanden gefüllt werden kann. Mit niemand anderem teilen Sie Ihre Beziehungsgeschichte in der gleichen Weise. Niemand anders bringt Sie so zum Lachen wie der geliebte Mensch. Mit niemand sonst teilen Sie Berührungen oder Zärtlichkeiten wie mit ihm oder mit ihr. Mit niemand anderem haben Sie die gleichen Träume für die Zukunft oder verbinden Sie die gemeinsamen Erlebnisse aus der Vergangenheit.

DER SCHMERZ ÜBER IHREN VERLUST DRÜCKT DIE EINZIGARTIGKEIT IHRER BEZIEHUNG ZU DIESEM MENSCHEN AUS. EINZIGARTIG UND DESHALB UNGLAUBLICH KOSTBAR.

Der Schmerz über Ihren Verlust drückt die Einzigartigkeit Ihrer Beziehung zu diesem Menschen aus. Einzigartig und deshalb unglaublich kostbar. Oft wird uns diese Kostbarkeit erst nach dem Tod in ihrem ganzen Ausmaß bewusst. Unser Schmerz ist damit auch ein Zeichen unserer Liebe und Verbundenheit. Vielleicht kann er Ihnen darin mit der Zeit auch ein wenig zum Freund werden.

Der Schmerz über das Leiden und den Lebensweg des verstorbenen Menschen

Nach dem Tod sieht man im Rückblick auf das Leben des verstorbenen Menschen oft das Leidvolle oder auch Ungelebte dieses Lebens besonders deutlich. Das kann unglaublich wehtun. Das zeigt auch der Einblick in die Trauer um meine Mutter:

Meine Mama ist 1937 geboren. Sie erlebte eine Kindheit im Krieg. Nach dem Krieg kam der Vater erst spät aus der russischen Kriegsgefangenschaft zurück. Das waren harte Jahre. Sie hat nicht viel darüber gesprochen. Ihre Mutter starb mit 55 Jahren ganz plötzlich, als sie selbst 18 war. Das hat sie lange beschäftigt.

In ihrem weiteren Leben hat sie viel Schönes, aber auch viel Schweres erlebt. Sie starb durch einen plötzlichen Herztod mit 56 Jahren. Ich hätte ihr noch so viel mehr gute Jahre gegönnt. Jahre, in denen sie sich weiter an ihren vier Kindern und Enkeln, an ihrem Garten und vielem anderen hätte freuen können. Gleichzeitig bin ich traurig, dass ihr so viel Schweres zugemutet worden war vom Leben. Traurig darüber, dass sie für sich manche Weichen nicht anders stellen konnte. Ich realisiere, dass ich diesen Schmerz loslassen muss und will. Es war ihr Leben. Ich will ihr »ihr Los lassen«!

Auch in meiner Begleitung von Trauernden erlebe ich diesen Schmerz um das Leid, den Weg des Verstorbenen. Aussagen wie die folgenden höre ich immer wieder: »Es tut mir so weh, daran zu denken, wie sehr mein Mann/meine Tochter leiden musste. Welch wahnsinnige Schmerzen er/sie aushalten musste«; »Es schmerzt mich, dass mein Mann/meine Frau das nicht mehr erlebt hat. Es hätte sie/ihn so stolz und glücklich gemacht.« Oder: »Sie/er hätte noch so gerne gelebt. Sie/er war voller Lebensträume und Ideen.« Es ist wichtig, dem Schmerz Ausdruck zu geben (siehe übernächsten Abschnitt), aber es ist auch wichtig, den Verstorbenen nicht nur auf sein Leiden zu reduzieren.

Der Schmerz, den ich stellvertretend für andere Hiergebliebene empfinde

Gerade wenn eine ganze Familie von dem Verlust und der Trauer um einen geliebten Menschen betroffen ist, empfinden wir nicht nur unseren eigenen Schmerz, sondern gleichzeitig auch noch den Schmerz der mit uns Zurückgebliebenen.

So empfand ich beim Tod meines Mannes um meinetwillen ganz großen Schmerz, aber genauso groß, wenn nicht vielleicht noch größer (Wie soll man das messen können?), war mein Schmerz für meine Kinder. Die beiden, die jetzt ohne Vater aufwachsen mussten. Als Mama konnte und kann ich diese Lücke nicht füllen, und ich habe es erst gar nicht versucht. Es war herausfordernd genug, die eigene Rolle gut zu leben. Wir alle drei mussten mit dieser Lücke klarkommen. Als Mutter empfand ich den Schmerz meiner Kinder mit. Ich fand es unglaublich unfair, dass die beiden mit dieser Situation leben mussten und noch immer müssen. Mein Schmerz brach sich Bahn in Wut und Verzweiflung.

Auch noch Jahre nach dem Verlust spüre ich immer wieder diesen Schmerz. Vor allem bei den Lebensübergängen wie zum Beispiel Einschulung, Schulabschluss, Studienabschluss oder Hochzeit – um nur die größeren zu nennen. Der Papa, ihr Vater fehlt. Die Qualität und Intensität des Schmerzes haben sich verändert. Er überwältigt mich inzwischen nicht mehr und nimmt nicht mehr mein ganzes Fühlen und Denken in Beschlag. Er taucht in einzelnen Lebenssituationen wie Lebensübergängen oder besonderen Herausforderungen auf. Ich würde ihn als Narbenschmerz bezeichnen. Die akute Wunde ist verheilt, aber es sind Narben geblieben. Im Bild von Jakobs Kampf mit Gott: Die hinkende Hüfte blieb (1. Mose 32,23-31).

DEM SCHMERZ AUSDRUCK GEBEN

Im ersten Kapitel habe ich bereits erwähnt, dass Gefühle ihren Ausdruck finden müssen, damit sie abfließen oder sich verändern können.

Tränen ermöglichen einen Ausdruck des Schmerzes. Weinen können, den Schmerz herausweinen können, ist ein großer Segen. Lassen Sie Ihren Tränen freien Lauf! Sie brauchen sich Ihrer Tränen nicht zu schämen. Erlauben Sie sich zu weinen, allein und im Beisein von Menschen. Sie müssen Ihre Tränen nicht verstecken. Es ist tröstlich, wenn andere Ihre Tränen sehen dürfen und Sie spüren lassen, dass Sie mit ihnen liebevoll angenommen sind. Die anderen werden manchmal sogar mit Ihnen weinen oder Sie einfach in den Arm nehmen, wenn das für beide Seiten stimmig ist. Unsere Tränen sind kostbar. Sie können uns Erleichterung bringen. Tränenflüssigkeit enthält einen stressreduzierenden Stoff. Sie sind also auch in ihrer feinstofflichen Zusammensetzung im wahrsten Sinne des Wortes tröstlich. Tränen sind aber auch ein Signal an andere: Ich brauche deine Zuwendung.

TRÄNEN ERMÖGLICHEN EINEN AUSDRUCK DES SCHMERZES. WEINEN KÖNNEN, DEN SCHMERZ HERAUSWEINEN KÖNNEN, IST EIN GROßER SEGEN.

Natürlich gibt es Situationen, in denen uns Tränen unangenehm sind. Wir versuchen mit der Zeit, sie zurückzuhalten. Das ist auch in manchen Situationen angemessen. Aber schauen Sie anschließend nach Freiräumen, in denen Sie Ihren Tränen freien Lauf lassen können.

Manchen Trauernden geht es gerade umgekehrt. Sie wünschten sich, sie könnten endlich weinen. Aber die Tränen wollen nicht kommen. Das kann mitunter sehr verunsichernd sein: »Heißt das, ich habe meinen verstorbenen Menschen nicht so geliebt? Was denken jetzt die anderen über mich?« Setzen Sie sich bitte nicht unter

Druck. Manchmal hat man keine Tränen mehr, wenn der Schmerz am größten ist. Oder man hat schon so viel geweint, dass man sich innerlich nur noch erschöpft und ausgetrocknet fühlt. Versuchen Sie nicht zu werten, sondern bleiben Sie in einer liebevollen Haltung sich selbst gegenüber.

Teilen Sie, wenn Sie können, Ihren Schmerz mit anderen. Es kann eine Entlastung sein, wenn Sie anderen von Ihrem Schmerz erzählen können. Indem Sie Worte finden können für das, was Ihnen so wehtut, wird es ein ganz kleines bisschen greifbarer und konkreter. Wenn Sie die liebevolle Zuwendung Ihrer Mitmenschen – in welcher Form auch immer – spüren und annehmen können, ist das wie ein Heilbalsam auf Ihrer Wunde. Dann gesellt sich zu Ihrem Schmerz auch eine neue Beziehungserfahrung. Die ist anders als die zu Ihrem verstorbenen Menschen, aber sie ist auf ihre eigene Art auch kostbar.

Auch in der Wut kann sich unser Schmerz bemerkbar machen. Manchmal empfindet man so viel Wut, dass man »ausrasten« könnte. Verbieten Sie sich Ihre Wut nicht. So wie sich Ihre Gefühle jetzt bei Ihnen bemerkbar machen, darf es zunächst einfach sein.

Manche Menschen erleben es als hilfreich, die Wut herauszuschreien. Sie gehen auf ein offenes Feld oder in den Wald und schreien laut. Andere schlagen mit dem Kissen auf ihr Bett ein oder klatschen beim Malen Farbe auf die Leinwand. Manche graben den Garten um oder hacken Holz. Gerade bei Wut tut körperliche Entladung, die niemanden schädigt, gut.

Andere bringen ihre Wut »leiser« zum Ausdruck, indem sie Freunden davon erzählen oder in ihr Tagebuch schreiben. Was immer Ihre Art und Weise ist: Schämen Sie sich Ihrer Wut nicht. Stehen Sie zu Ihrer Wut. Sie ist legitim und manchmal sogar überlebensnotwendig.

Auf den Trauerwegen auf dem Friedhof in Renningen und Karlsruhe gibt es jeweils eine Station, die der Wut im Trauerprozess gewidmet ist.[23] Dort wird deutlich, wenn man bei dem Wort *»Wut«*

das *W* auf den Kopf stellt, wird »*Mut*« daraus. Wut ist ein kraftvolles Gefühl, das uns helfen kann, den Mut zu fassen, für uns einzustehen oder uns Hilfe zu organisieren. Wenn wir Wege finden, unsere Wut zu kanalisieren, kann sie uns gute Dienste leisten.

Um Ihren Schmerz aushalten zu können, ihm standzuhalten, damit er sich mit der Zeit wandeln kann, ist es wichtig, gut für sich zu sorgen (siehe zweites Kapitel »Selbst-für-Sorge«, Seite 26 ff.).

MEDITATIONSIMPULS

> *Er wird alle ihre Tränen abwischen, und es wird keinen Tod und keine Trauer und kein Weinen und keinen Schmerz mehr geben. Denn die erste Welt mit ihrem ganzen Unheil ist für immer vergangen.*
>
> Offenbarung 21,4

Ich lese den Text langsam und vielleicht laut – Wort für Wort – für mich durch.

Was fällt mir auf?
Was spricht mich an?
Was beunruhigt mich?

Ich lese den Text ein zweites Mal.

Ich höre, wie Gott es *mir* zusagt:
» ______________________ (ich setze meinen Namen ein),

ich werde alle deine Tränen von deinen Augen abwischen,
der Tod wird nicht mehr sein,
noch Weinen, noch Trauer, noch Schmerz wird mehr sein,
denn das Erste ist vergangen.«

Ich spüre der zärtlichen Geste nach, mit der Gott mich ansieht
und meine Tränen trocknet.
Ich höre, wie er mir mit liebevoller Stimme zusagt:
Es kommt der Tag, am Ende der Zeit, an dem es für *dich*
und alle Menschen kein Leid, keine Trauer und keinen Schmerz
mehr geben wird.

Ich nehme die Gedanken und Gefühle auf,
die sich dazu in mir einstellen.
Welche Empfindungen nehme ich dabei wahr?
Vielleicht spüre ich Zukunftshoffnung. Vielleicht fühle ich
aber auch Resignation oder Ärger, weil ich hier und heute
noch mit meinem Schmerz leben muss, oder…

In dieser »Zwischenzeit« – zwischen dem »Heute«
und dem, »was dann einmal sein wird« – darf ich
mit dem Psalmbeter David beten:
*»…sammle meine Tränen in deinen Krug; ohne Zweifel,
du zählst sie« (Psalm 56,9; Lut 2017).*
Auch hier spüre ich nach, welche Resonanz
dieser Satz in mir auslöst.
Ich mache mir bewusst, dass Gott alle meine Tränen sieht.
Meine Tränen sind so kostbar,
dass sie in Krügen gesammelt werden.
Vielleicht möchte ich mir einen Krug besorgen,

den ich als ein Symbol an meinen Gebetsplatz stelle.
Er erinnert mich daran, dass meine Tränen kostbar sind.
Sie werden in Freude gewandelt werden.

Am Ende meiner Schriftbetrachtung komme ich mit Gott ins Gespräch über das, was mich bewegt: Klage, Dank, Bitte …

Ich schreibe mir vielleicht etwas von dem auf, was mir wichtig geworden ist.

Ich beende meine Zeit der Stille mit einem Vaterunser, einer Geste …

5 |

UNSERE LIEBE BLEIBT

Es gibt ein Land der Lebenden
und ein Land der Toten,
und die Brücke zwischen ihnen
ist die Liebe, sie allein überlebt, sie allein ergibt einen Sinn.

Thornton Wilder[24]

SICH ERINNERN

Ein Mensch, den Sie lieben, ist nicht mehr am Leben. Dieser einzigartige Mensch mit Stärken und Schwächen, mit den so typischen Charaktereigenschaften hat Ihr Leben bereichert. Da war so vieles, was Ihre Beziehung ausmachte. Das gemeinsame Leben und Lieben, sich streiten und wieder vertragen, sich nahe sein und persönliche Freiräume suchen, Zartheit und Wildheit, gemeinsame Hobbys pflegen und miteinander arbeiten, Freude und Leid teilen, ausgelassen feiern und auch gemeinsam Stille genießen, Freundschaften pflegen… Die Liste ließe sich noch sehr lange fortsetzen.

DIE GEMEINSAMEN ERFAHRUNGEN HABEN IHR LEBEN GEPRÄGT. SIE HABEN EINE GEMEINSAME GESCHICHTE. ALLES, WAS SIE MITEINANDER ERLEBT HABEN, HAT SIE ZU DEM MENSCHEN GEMACHT, DER SIE HEUTE SIND. DAS KANN IHNEN NIEMAND NEHMEN – AUCH DER TOD NICHT!

Die gemeinsamen Erfahrungen haben Ihr Leben geprägt. Sie haben eine gemeinsame Geschichte. Alles, was Sie miteinander erlebt haben, hat Sie zu dem Menschen gemacht, der Sie heute sind. Das kann Ihnen niemand nehmen – auch der Tod nicht!

Kurz nach dem Tod drängen sich oft vor allem die inneren Bilder und Erinnerungen aus dem Sterbeprozess ins Bewusstsein. Vielleicht hat die Krankheit das Aussehen oder auch die Persönlichkeit Ihres geliebten Menschen verändert. Die Erinnerung daran ist doppelt schmerzhaft. Das Fehlen des anderen tut weh und die inneren Bilder aus dem Sterbeprozess plagen uns zusätzlich.

Es tut gut, wenn Sie sich auch Situationen aus anderen Lebensabschnitten vergegenwärtigen.

Ich lade Sie ein, ein Foto oder einen vertrauten Gegenstand aus der Beziehungsgeschichte zur Hand zu nehmen. Welche Erinnerungen stellen sich ein?

- Erinnern Sie sich, wie Sie sich kennengelernt haben? Was hat Sie damals fasziniert an Ihrer Partnerin/Ihrem Partner? Was hat Ihnen Mut gemacht, zu sagen: »Ja, mit dir will ich mein Leben teilen?« Wie ist Ihre Liebe reifer geworden? Was haben Sie gemeinsam an Träumen und Zielen verwirklicht?
- Wenn Sie um Ihre Eltern/Ihr Kind/einen anderen Angehörigen oder Freundin/Freund trauern, dann versuchen Sie sich zu erinnern: Wie begann Ihre gemeinsame Geschichte? Was verbindet Sie mit diesem Menschen auf einzigartige Weise?

- Welche Eigenschaften haben Sie besonders geschätzt, oder welche haben Sie zum Lachen gebracht?
- Welche Eigenschaften sind in Ihnen durch den anderen gewachsen?
- Über was konnten Sie sich streiten? Wo waren Sie auch unterschiedlich?
- Welche Gefühle steigen in Ihnen auf, während Sie sich erinnern? Wo spüren Sie diese Gefühle im Körper? Es kann sein, dass es Ihnen ganz warm um die Herzgegend wird. Oder Sie spüren eine Leichtigkeit im Brustkorb. Versuchen Sie achtsam wahrzunehmen, ohne zu bewerten.
- In der Anfangszeit der Trauer ist das Erinnern meist mit großem Schmerz verbunden. Das Sicherinnern macht Ihnen noch mehr bewusst, was alles war und in der Form nie wieder sein kann. Am liebsten wollen Sie sich vielleicht deshalb gar nicht erinnern. Die Erinnerung kann sich dann anfühlen wie ein Stein im Magen oder ein stechender Schmerz in der Herzgegend. Bleiben Sie trotzdem im achtsamen Wahrnehmen. Wenn Sie möchten, halten Sie Ihre Gedanken und Gefühle in Ihrem Tagebuch fest.

Dietrich Bonhoeffer hat diese Trauer, dieses Gefühl der Lücke, sehr treffend ausgedrückt:

> *Es gibt nichts, was uns die Abwesenheit eines uns lieben Menschen ersetzen kann, und man soll das auch gar nicht versuchen; man muss es einfach aushalten und durchhalten; das klingt zunächst sehr hart, aber es ist doch zugleich ein großer Trost; denn indem die Lücke wirklich unausgefüllt bleibt, bleibt man durch sie miteinander verbunden.*

Es ist verkehrt, wenn man sagt, Gott füllt die Lücke aus; er füllt sie gar nicht aus, sondern er hält sie vielmehr gerade unausgefüllt und hilft uns dadurch, unsere echte Gemeinschaft – wenn auch unter Schmerzen – zu bewahren.

Ferner: je schöner und voller die Erinnerungen, desto schwerer die Trennung.

Aber die Dankbarkeit verwandelt die Qual der Erinnerung in eine stille Freude. Man trägt das vergangene Schöne nicht wie einen Stachel, sondern wie ein kostbares Geschenk in sich.[25]

Bonhoeffer beschreibt hier, wie sich die quälende Erinnerung in eine stille Freude wandelt. Das vergangene Schöne wird nicht nur mehr als Fehlendes erlebt, sondern als ein kostbares Geschenk in sich geborgen. Er sagt, dass diese Wandlung durch die Dankbarkeit für das Gewesene geschieht.

Am Anfang eines Trauerweges stehen oft andere Gefühle im Vordergrund. Das Nicht-fassen-Können, der Schmerz, die Wut und vieles mehr. Das ist sehr nachvollziehbar und legitim. Alles hat seine Zeit. Nehmen Sie sich immer wieder Zeit, bewusst zurückzuschauen, die Erinnerungen präsent sein zu lassen, nachzuspüren, wodurch Ihr Leben durch den anderen bereichert wurde. Auf diese Weise wird die Wertschätzung über das Gewesene in Ihnen wachsen und eine Wirkung entfalten, die in Dankbarkeit münden wird.

ERINNERUNGEN MIT ANDEREN TEILEN

Es kann guttun, sich im Gespräch mit anderen an den verstorbenen Menschen zu erinnern: »Weißt du noch damals, als …?«; »Wie hast du unseren Vater erlebt?«; »Was war dir in der Beziehung mit unserer Mutter besonders kostbar?«

Manchmal leuchten in solchen Gesprächen sogar ganz neue Aspekte und Seiten der verstorbenen Person auf. Es kann sein, dass Sie sie in einem neuen Licht sehen. Dabei müssen die schwierigen Seiten einer Person oder anstrengende Aspekte einer Beziehungsgeschichte nicht unter den Tisch gekehrt werden. Wir sind alle Menschen und zu unserem Menschsein gehört, Stärken und Schwächen zu haben. Keiner von uns ist vollkommen, und Perfektionsansprüche an uns und die anderen zu stellen ist unmenschlich. Manchmal tragen wir aus unserer Beziehungsgeschichte Verletzungen mit uns, für die bis zum Tod keine Versöhnung möglich war. Im nächsten Kapitel (siehe Seite 86 ff.) wird es darum gehen, wie wir mit dem, was nicht bereinigt wurde und offengeblieben ist, umgehen können.

Sich »er-innern« hat noch einen weiteren Aspekt: Wir nehmen nun das, was wir bisher im Außen gemeinsam mit unserem geliebten Menschen an Beziehung gelebt haben, nach »innen«. Es ist jetzt eine andere Beziehung, eine innere Beziehung. Manchen Trauernden ist es ein Bedürfnis, eine Zeit lang noch mit dem Verstorbenen zu reden – in Gedanken oder auch laut. Andere Trauernde beschreiben, wie sie die Gegenwart des Verstorbenen körperlich spüren.

Vielleicht glauben Sie manchmal, den anderen zu sehen oder zu hören, bis Sie schmerzlich realisieren, dass der andere tot ist. Wenn Sie solche Wahrnehmungen von sich kennen, ist das kein Grund zur Sorge. Wir können nicht bis ins Letzte erklären, wie es zu solchen Phänomenen kommt. Für uns hier ist wichtig: Es gibt diese Phänomene. In den meisten Fällen sind sie für die Trauernden tröstlich.

TRAUMBEGEGNUNGEN

Eine besondere Form des Verbundenseins kann in Träumen geschehen. Ein halbes Jahr nach dem Tod meines Mannes schrieb ich folgenden Eintrag in mein Tagebuch:

> *Letzte Nacht habe ich sehr intensiv von Dir geträumt. Ich hörte, wie sich eine Gruppe von Bekannten miteinander darüber unterhielt, dass Du mich verlassen hast. Im Traum spürte ich, wie mich Panik und Schmerz überwältigten und wie eine Welle über mir zusammenschlug. Kann das wahr sein? Ich wollte es nicht glauben. Dann standest Du plötzlich vor mir, hast mich angeschaut und mir versichert, dass Du mich liebst und immer lieben wirst. In meinem Traum war ich überglücklich. Beim Aufwachen war es immer noch da – dieses Gefühl Deiner Nähe. Auch wenn ich in der Wirklichkeit meinen Alltag ohne Dich leben muss, unsere Liebe gab es wirklich – sie gibt mir Kraft weiterzumachen. Für unsere Kinder, die Ausdruck dieser Liebe sind.*

Solche Traumbegegnungen können tröstlich sein. Sie helfen uns, noch einmal in Berührung zu kommen mit dem kostbaren Schatz unserer Beziehung. Manchmal können wir darin Hinweise auf nächste Schritte erahnen. Oder es werden noch ungeklärte Beziehungsaspekte deutlich.

Träume sind nicht verfügbar. Wir können sie nicht produzieren. Aber wenn sie uns geschenkt werden, können wir hellhörig für ihre Botschaft werden.

Wenn Sie viel träumen, können Sie sich Stift und Papier neben Ihren Schlafplatz legen und sich beim Aufwachen ein paar Notizen machen.

- Was habe ich geträumt?
- Wie habe ich mich dabei gefühlt?
- Welche Gefühle und Gedanken nehme ich nach dem Aufwachen in mir wahr?
- Welche Botschaft nehme ich aus diesem Traum für mich mit?

ZEICHEN VOM GELIEBTEN MENSCHEN

Manche Trauernde erzählen, dass verschiedene Begegnungen in der Natur ihnen seit dem Tod ihres geliebten Menschen zum Sinnbild geworden sind oder solche Begegnungen seitdem eine persönliche Botschaft in sich tragen: Der Schmetterling, der sich auf den Grabstein setzt, während sie dort stehen und weinen. Der Regenbogen, der am Horizont als Hoffnungssymbol aufleuchtet, während sie selbst gerade einen ganz dunklen Moment erleben. Das Reh, das den Wanderweg kreuzt, während sie selbst gedanklich beim Verstorbenen sind.

Als Trauernde sind wir ganz »dünnhäutig«. Das macht unser Leben anstrengend. Aber es macht uns auch durchlässiger und sensibler für die Wahrnehmung einer anderen Dimension von Dasein. Unsere Antennen sind auf Empfang eingestellt für Zeichen, die über das Diesseitige hinausgehen.

VERBUNDEN MIT DEM GELIEBTEN MENSCHEN

Wenn es unser Partner ist, der gestorben ist (vor allem wenn er jung starb), und wir als anderer Elternteil mit Kindern zurückbleiben, so bleiben wir über die Kinder miteinander verbunden. In meinem Tagebuch habe ich damals dieses besondere Verbundensein mit meinem Mann so ausgedrückt:

> *Unsere Kinder erinnern mich ständig an Dich. Sie sind entstanden aus unserer Liebe füreinander. Sie leben und sind sichtbares Zeichen dieser Liebe. Auch andere, die Dich gar nicht kannten, fragen nach dem Vater. Und schon bist Du in unseren Gesprächen präsent.*
>
> *Weil die beiden so klein waren, als Du starbst, ist es mir wichtig, ihnen ein Gespür dafür zu vermitteln, wer und wie Du warst. Wir schauen uns oft Bilder von Dir an, erzählen Geschichten von Dir, unterhalten uns darüber, wie Du warst.*
>
> *Wir beide teilten eine kurze Lebenszeit miteinander, waren nur knapp fünf Jahre verheiratet. Deine Eltern und Geschwister waren viel länger mit Dir unterwegs und können noch viel mehr Geschichten erzählen aus Deiner Kindheit und Jugend.*
>
> *Wir pflegen auch deshalb die Beziehung zu Deinen Eltern und Geschwistern, so gut es eben mit der geografischen Distanz zwischen England und Deutschland möglich ist. Manchmal muss ich schmunzeln, wenn ich in unseren Kindern Angewohnheiten entdecke, die mich an Dich erinnern. Das kann die Art sein, wie sie erzählen …*

Wenn Sie als Paar keine eigenen Kinder haben, hatten Sie vielleicht eine gemeinsame Aufgabe, für die Sie sich eingesetzt haben: ein Projekt, das Sie gemeinsam auf den Weg gebracht haben; Hobbys, die Sie teilten; Beziehungen, die Ihnen gemeinsam wichtig waren.

Über all diese Erfahrungen bleiben wir miteinander verbunden oder führen etwas gemeinsam Begonnenes weiter. Manche Trauernde gründen nach dem Tod eine Stiftung oder ein Hilfsprojekt. Auch darin lebt etwas von dem Anliegen des verstorbenen Menschen weiter.

MEDITATIONSIMPULS

In einer Geschichte aus dem Lukasevangelium (Lukas 24,13-35) lesen wir, wie zwei der Jünger Jesu sich nach seiner Kreuzigung auf den Weg zurück in ihr Heimatdorf machten. Enttäuscht, entmutigt, voller Trauer sind sie unterwegs. Am Morgen hatten ihnen einige Frauen aus dem Jüngerkreis erzählt, dass nun auch noch der Leichnam Jesu fehle. Als sie so unterwegs waren, trat Jesus zu ihnen. Sie erkannten ihn jedoch nicht und sahen in ihm einen Fremden.

> *»Worüber redet ihr?«, fragte Jesus. »Was beschäftigt euch denn so?« Da blieben sie voller Traurigkeit stehen. Einer von ihnen, Kleopas, sagte: »Du bist wohl der einzige Mensch in Jerusalem, der nicht gehört hat, was sich dort in den letzten Tagen ereignet hat.« »Was waren das für Ereignisse?«, fragte Jesus. »Das, was mit Jesus von Nazareth geschehen ist«, sagten sie. »Er war ein Prophet, der vor Gott und dem ganzen Volk erstaunliche Wunder tat und mit großer Vollmacht lehrte. Doch unsere obersten Priester und die anderen Ältesten haben ihn verhaftet, den Römern ausgeliefert*

und zum Tod verurteilen lassen, und er wurde gekreuzigt. Wir hatten gehofft, er sei der Christus, der Israel retten und erlösen wird. Das alles geschah vor drei Tagen. Aber heute Morgen waren einige Frauen aus unserer Gemeinschaft schon früh an seinem Grab und kamen mit einem erstaunlichen Bericht zurück. Sie sagten, sein Leichnam sei nicht mehr da und sie hätten Engel gesehen, die ihnen sagten, dass Jesus lebt! Einige von uns liefen hin, um nachzuschauen, und tatsächlich war der Leichnam von Jesus verschwunden, wie die Frauen gesagt hatten.« Darauf sagte Jesus zu ihnen: »Was seid ihr doch für unverständige Leute! Es fällt euch so schwer zu glauben, was die Propheten in der Schrift gesagt haben. Haben sie nicht angekündigt, dass der Christus alle diese Dinge erleiden muss, bevor er verherrlicht wird?« Und er begann bei Mose und den Propheten und erklärte ihnen alles, was in der Schrift über ihn geschrieben stand. Mittlerweile näherten sie sich ihrem Ziel, dem Dorf Emmaus. Es schien so, als ob Jesus weitergehen wollte, doch sie baten ihn inständig, über Nacht bei ihnen zu bleiben, da es schon dunkel wurde. Da trat er mit ihnen ins Haus. Als sie sich hinsetzten, um zu essen, nahm er das Brot, segnete es, brach es und gab es ihnen. Da gingen ihnen die Augen auf und sie erkannten ihn. Doch im selben Augenblick verschwand er! Sie sagten zueinander: »War es uns nicht seltsam warm ums Herz, als er unterwegs mit uns sprach und uns die Schrift auslegte?« Und sofort brachen sie auf und gingen nach Jerusalem zurück, wo die elf Jünger und die, die bei ihnen waren, sich versammelt hatten. Als sie ankamen, wurden sie mit der Nachricht empfangen: »Der Herr ist tatsächlich auferstanden! Er ist Petrus erschienen!«

Lukas 24,17-34

Ich stelle mir den Ort vor,
den Weg zwischen Jerusalem und Emmaus.
Stelle mir die Jünger vor,
wie sie voll Traurigkeit Jerusalem verlassen haben.
So viel wollten sie noch mit Jesus erleben. So viele Hoffnungen waren an ihn und das Leben mit ihm geknüpft.
Jetzt ist er tot und nicht nur das; auch sein Leichnam ist verschwunden.
Ich höre ihrer Erzählung zu.

Da gesellt sich ein Fremder zu ihnen. Fragt nach dem, was sie erlebt haben und was sie bedrückt. Die Jünger erzählen es ihm.

Was möchte ich Jesus erzählen aus meinem Erlebten?
Möchte ich ihn etwas fragen? Vielleicht möchte ich auch nur schweigend in seiner Gegenwart weitergehen.

Was höre ich Jesus mir antworten?
Erahne ich etwas von dem, was das Leben meines verstorbenen Menschen ausgemacht hat? Was seine Berufung war?
Welchen Schatz wir miteinander teilten?
Was davon ich weiter in die Welt tragen will?
Wirft die Gegenwart Jesu ein anderes Licht auf mein Erlebtes?

Ich versuche meinen Herzensempfindungen nachzuspüren, zu schauen.
Ich höre, rede, nehme Beziehung auf.
Ich spüre, was ich will, was ich mir wünsche.
Vielleicht spüre ich auch Widerstand, Ärger, Schmerz?

Ich nehme nur wahr: Es darf sein, was ist; ich bewerte nicht …

Die Jünger laden Jesus ein zu bleiben. Er lässt sich einladen. Indem er das Brot mit ihnen bricht, wie er das früher getan hat, wurden ihnen die Augen geöffnet und sie erkennen ihn. *»War es uns nicht seltsam warm ums Herz«* – so beschreiben die beiden ihr Empfinden, als Jesus mit ihnen unterwegs war.

Kenne ich etwas Ähnliches? Eine innere Gewissheit der Gegenwart Gottes, aber auch meiner verstorbenen Person?

Diese Gemeinschaftserfahrung gibt ihnen neue Hoffnung.
Es stimmt also alles, was Jesus vor seinem Tod gesagt hatte.
Und es gilt weiterhin.
Bisher hatte ihre Trauer ihnen den Blick verschlossen,
aber jetzt war der Blick auf eine neue Realität frei. Jesus lebt, wenn auch in veränderter Form. Damit behält sein Auftrag an sie auch weiterhin Gültigkeit.

Die Begegnung mit dem Auferstandenen beflügelt sie so sehr, dass sie die Kraft finden, sich erneut auf den Weg zu machen.

Was gibt mir heute die Kraft, meinen Weg fortzuführen?
Wohin führen mich meine nächsten Schritte?
Wem kann ich davon erzählen?

Ich bleibe bei dem, was mich innerlich bewegt,
was ich empfinde, fühle und lasse es in mich einsinken …

Wenn mich nichts betrifft: aushalten, harren, hoffen …

Ich versuche, mit Gott über das, was ich erlebt habe, ins Gespräch zu kommen: dankend, lobend, bittend, klagend …

Nach der Gebetszeit schaue ich zurück, wie es mir ergangen ist, was in mir nachklingt: Vielleicht schreibe ich mir einiges davon in mein Tagebuch.

Ich beende meine Meditationszeit mit einem Vaterunser, einer Geste …

6 |

UMGANG MIT SCHULD UND SCHULDVORWÜRFEN

Verzeihen ist die schwerste Liebe.

Albert Schweitzer[26]

DIE HILFSFUNKTIONEN VON SCHULDZUWEISUNGEN

Bei fast allen Trauernden spielen Schuldzuweisungen und Schuldvorwürfe auf ihrem Trauerweg eine mehr oder weniger große Rolle. Fast alle kennen sie, in der einen oder anderen Form. Dabei können sich die Schuldvorwürfe gegen die eigene Person, den Verstorbenen, andere Familienmitglieder, Menschen aus dem Hilfesystem (zum Beispiel Ärzte, Pflegepersonal, Sanitäter) oder Gott richten. Ganz oft ist bei Schuldzuweisungen auf dem Trauerweg kein nachweisliches Fehlverhalten im Sinne einer konkreten strafrechtlich zu verfolgenden Handlung oder Unterlassung zu benennen.

Und doch sind sie da – nehmen die Gedanken und die daraus resultierenden Gefühle von vielen Trauernden in Beschlag. Diese Schuldzuweisungen wollen wahrgenommen und gesehen werden – und sie verschwinden häufig auch dann nicht, wenn von außen die »Unschuld« versichert wird.

Das Dasein dieser Schuldvorwürfe hat dabei manchmal sogar bestimmte Schutzfunktionen:

Oft entstehen sie aus der Überforderung mit der Trauersituation. Vor allem dann, wenn der Tod verbunden war mit einem traumatischen Ereignis oder ganz plötzlich kam. Wir fühlen uns hilflos, ohnmächtig und ausgeliefert. Dieses Von-der-Situation-überwältigt-Sein kann sich in Schuldvorwürfen anderen gegenüber entladen. Dann richtet sich die Wut und Hilflosigkeit auf die anderen: »Die sind schuld.« Oder: »Der Arzt ist schuld, wäre er schneller zur Stelle gewesen, dann ...« Das mag eine Zeit lang eine Entlastung sein.

Auch wenn ich mich selbst anklage und mir die Schuld am Geschehenen gebe, kann das einen gewissen Sinn haben. Prof. Dr. Luise Reddemann und Dr. Cornelia Dehner-Rau beschreiben es in ihrem Buch »Trauma heilen« wie folgt: *»Wenn wir schuld sind, dann könnten wir ja etwas machen, das heißt, ohnmächtig wären wir dann nicht. So ist das Sich-die-Schuld-Geben also in gewisser Weise ein Schutz, allerdings kein sehr gesunder.«*[27]

LANGFRISTIG KÖNNEN UNS UNSERE SCHULDVORWÜRFE UND SCHULDZUWEISUNGEN ABER AUCH BLOCKIEREN FÜR NEUE SICHTWEISEN UND NEUE HANDLUNGSSPIELRÄUME. SIE KÖNNEN VERHINDERN, DASS WIR UNS LIEBEVOLL UM UNS SELBST KÜMMERN.

Schuldzuweisungen können ebenso ein Versuch sein, irgendwie Klarheit und Ordnung in das »Unfassbare« zu bringen: »Das ist passiert, weil ...«

Über einen gewissen Zeitraum können diese »Funktionen« unserer Schuldzuweisungen eine für den Moment verfügbare Überlebensstrategie sein und uns helfen, irgendwie Sinn in der »sinnlosen« Situation zu erkennen.

Langfristig können uns unsere Schuldvorwürfe und Schuldzuweisungen aber auch blockieren für neue Sichtweisen und neue Handlungsspielräume. Sie können verhindern, dass wir uns liebevoll um uns selbst kümmern. Sie blockieren uns auch in den Beziehungen zu unseren Mitmenschen. Wenn wir an den schuldzuweisenden Sinnkonstruktionen festhalten, verhindert das oft, neue Sinnmöglichkeiten für unser eigenes Leben zu entdecken.[28] Im zehnten Kapitel »Vom Finden des Sinns« wird es noch mal genauer um dieses Thema gehen (siehe Seite 144 ff.).

Wenn Sie merken, dass Sie gedanklich gefangen sind in immer wiederkehrenden Gedankenschlaufen um Schuldvorwürfe, lohnt es sich, um Ihrer eigenen Lebensqualität willen genauer hinzuschauen.

SICH SELBST VERZEIHEN

»Wenn ich gewusst hätte, dass uns nur so wenig gemeinsame Lebenszeit bleibt, dann hätten wir unser Leben anders gelebt. Weniger gearbeitet, weniger gestritten, mehr gefeiert, mehr gelacht ...«

»Warum habe ich ihm nicht viel öfter gesagt und gezeigt, wie sehr ich ihn liebe ...?«

»Wäre ich nicht nach Hause gefahren, um mich auszuruhen, hätte er nicht allein in diesem Krankenzimmer sterben müssen ...«

»So vieles blieb zwischen uns ungesagt! Hätte ich mich doch nur mit ihr ausgesprochen ...«

Kennen Sie solche Sätze auch? »Hätte ich nur ...«; »Wenn – dann ...«; »Ich habe versagt, weil ...«; »Ich habe etwas versäumt ...«; »Es ist meine Schuld ...«; »Das kann ich mir nicht verzeihen ...«

Selbstvorwürfe rauben uns die Lebenskraft, lassen uns bei Nacht nicht schlafen, vernebeln uns den Blick auf das, was auch schön und gut war. Sie lassen keinen Raum, in dem die Dankbarkeit über das Gewesene reifen und unsere innere Beziehung zum Verstorbenen wachsen kann. In unseren Gedanken dreht sich alles um unsere Selbstvorwürfe. Wir wünschen uns, dass wir uns anders verhalten hätten. Dass wir liebevoller reagiert hätten. Dass wir uns noch versöhnt hätten oder mehr für den anderen da gewesen wären.

Diese Wünsche wiegen deshalb so schwer, da der Tod uns jede weitere Möglichkeit für eine Verhaltensänderung gegenüber dem verstorbenen Menschen genommen hat. Das klärende Gespräch ist nicht mehr möglich, das versöhnende Wort kann nicht mehr gesagt werden, das Versäumte kann nicht mehr nachgeholt werden. Wir gewichten nach dem Tod eines Menschen viele Situationen anders als vorher.

Selbstvorwürfe überprüfen

Es kann ein erster heilsamer Schritt sein, den Schuldgefühlen genauer auf den Grund zu gehen, sie konkreter zu fassen. Vielleicht geht es auch Ihnen so und in Ihnen kreisen die Gedanken immer wieder um dieselben Punkte. Dann möchte ich Ihnen Mut machen, sich die folgenden Fragen zu stellen.

Vielleicht fangen Sie erst mal nur mit einer Frage an, denn eine Antwort zu finden, ist mitunter nicht immer leicht, und die Emotionen können Sie vielleicht zeitweise überwältigen. Setzen Sie sich bitte nicht unter Druck und wählen Sie Ihr ganz eigenes Tempo. Vielleicht haben Sie auch eine Freundin oder einen Freund, mit der bzw. dem Sie diesen Prozess gemeinsam durchleben können.

- Der erste Schritt ist, sich der Selbstanklage so konkret wie möglich zu stellen. Was genau werfen Sie sich vor? Wodurch glauben Sie sich schuldig gemacht zu haben? Führen Sie sich die betreffende Situation konkret vor Augen! Was genau hätten Sie anders machen wollen bzw. müssen?

- Welche Gefühle schwingen dabei mit? Empfinden Sie dabei Wut, Ohnmacht, Reue, Schuldgefühle …?
- Wäre das, was Sie von sich selbst erwartet hätten, realistisch überhaupt möglich gewesen?
- Wie würde Gott oder auch ein außenstehender Mensch diesen »Fehler« beurteilen?

Die Klärung dieser Fragen kann mitunter sehr schwerfallen oder gar unmöglich sein. Lassen Sie mich ein Beispiel aus der Praxis nennen, um dies zu verdeutlichen:

Trauernde erzählen zum Beispiel immer wieder voller Selbstvorwürfe, dass ihr Angehöriger allein sterben musste, weil sie sich einen Moment Auszeit genommen haben.

Wenn Sie Nacht für Nacht am Bett Ihres kranken Angehörigen gesessen und körperlich erschöpft für einige Minuten eingeschlafen sind und er genau in diesem Moment gestorben ist – haben Sie sich dann wirklich etwas zuschulden kommen lassen? Wenn Sie gedanklich immer wieder bei diesen letzten Minuten sind, lassen Sie all die anderen Minuten und Stunden, in denen Sie mit all Ihrer Kraft für ihn da waren, ganz außer Acht.

Wir alle sind begrenzte Menschen mit begrenzter Kraft. Sich das einzugestehen ist mitunter schwierig. Es erfordert sehr viel De*mut* und Selbstmitgefühl, sich einzugestehen: Ja, ich habe Begrenzungen. Ja, ich bin nicht wie Gott, sondern habe als Mensch auch Grenzen und Bedürfnisse. Vielleicht konnte Ihr geliebter Mensch nur in diesem unbeobachteten Moment gehen. Wir wissen es nicht! Wir hätten es uns auch um unserer selbst willen zwar anders gewünscht, aber das »Warum so?« bleibt ein Geheimnis. Es liegt nicht alles in unserer Hand. In dieser unserer Bedürftigkeit begegnet uns Gott als der Liebende, der uns sieht und annimmt. Genauso begegnet er auch den Sterbenden.

Am Anfang dieses Kapitels habe ich erwähnt, dass Schuldvorwürfe gegen sich selbst manchmal eine »Funktion« übernehmen. Sie können helfen, zunächst das Überleben zu sichern, unsere Gedanken und Gefühle zu kanalisieren und zu ordnen, sie können ein Versuch sein, Sinn aus dem Geschehen zu machen. Wenn Sie im Nachspüren merken: »Das könnte bei mir so sein: Meine Schuldvorwürfe mir selbst gegenüber könnten weniger mit tatsächlicher Schuld zu tun haben als vielleicht eine solche Funktion haben«, dann bleiben Sie auf dieser Spur. Schuldvorwürfe vor diesem Hintergrund sehen zu lernen, kann eine Entlastung bedeuten. Wenn Sie sich weiterhin dadurch belastet fühlen, scheuen Sie sich nicht, Hilfe und Unterstützung zu suchen.

ES LIEGT NICHT ALLES IN UNSERER HAND. IN DIESER UNSERER BEDÜRFTIGKEIT BEGEGNET UNS GOTT ALS DER LIEBENDE, DER UNS SIEHT UND ANNIMMT.

Manche Menschen bringen aufgrund ihrer Lebensgeschichte ein Grundmuster mit in die Trauersituation, das sie auch in anderen Kontexten prägt: Sie fühlen sich schnell für alles Mögliche schuldig oder haben einen unerfüllbaren hohen Anspruch an sich selbst. Wenn Sie dies in ausgeprägter Form auch von sich kennen, kann eine psychotherapeutische Begleitung angezeigt sein. In einer Therapie kann ein tiefer greifender Heilungsprozess angeregt und unterstützt werden.[29]

Sich selbst verzeihen bei objektiven Fehlern

Doch was ist, wenn wir tatsächlich etwas anders hätten machen können, wenn wir Schuld auf uns geladen haben? Vielleicht haben wir eine Situation falsch eingeschätzt. Eventuell ist sogar ein Untersuchungsverfahren durchgeführt worden, das die Schuldfrage zum Gegenstand hatte. Aber kann damit auch die Selbstanklage befriedet werden? Bleiben die Fragen und Vorwürfe in uns nicht trotzdem? »Diesen einen Moment der Unachtsamkeit, diesen Unfall habe ich verschuldet. Das kann ich mir nie verzeihen.« Heißt das in der Konsequenz, dass wir unseres Lebens nie mehr froh werden dürfen? Nein, natürlich nicht. Um aber an diesem Punkt anzukommen, an dem wir das sagen und auch fühlen können, braucht es Zeit. Auch hier kann es hilfreich sein, durch möglichst detaillierte Fragen diesen Schuldgefühlen erst mal auf den Grund zu gehen (siehe vorhergehenden Abschnitt, Seite 89).

Doch: Stellt sich hier nicht auch die Frage nach der Schuld vor Gott?

Gott zeichnet uns in der Bibel ein sehr realistisches Bild unserer Lebenswirklichkeit. Wir alle werden als Menschen immer wieder schuldig. Wir werden schuldig gegenüber ihm, unserem Schöpfer, indem wir ihn und seine Pläne für uns in den Wind schlagen. Wir werden schuldig gegenüber unseren Mitmenschen und uns selbst und damit auch letztendlich wieder gegenüber Gott als unserem Schöpfer, wenn wir lieblos miteinander umgehen.

In Bezug auf Gott gibt es die Möglichkeit, Schuld zu bekennen, um Vergebung zu bitten und Vergebung zu empfangen. Die Voraussetzung für die Vergebung Gottes können und müssen wir nicht selber schaffen. Die Grundlage der Vergebung hat Gott in Jesus Christus selbst erwirkt. Ihn hat diese Liebe zu uns sein Allerliebstes, seinen Sohn, gekostet. Er, der Unschuldige, nimmt unsere Schuld auf sich und stirbt stellvertretend für uns am Kreuz. Das ist die gute Nachricht!

Wie kann diese Vergebung aber nun in uns wirksam werden?

Damit dies in uns wirksam wird, gilt es, sich dem eigenen Versagen zu stellen, die Schuld zu »be-ICH-ten«, vielleicht auch vor einem Seelsorger oder einem anderen Zeugen. Gott hat uns Vergebung versprochen. Im ersten Brief des Johannes im Neuen Testament heißt es in Kapitel 1, Vers 9: *»Doch wenn wir ihm unsere Sünden bekennen, ist er treu und gerecht, dass er uns vergibt und uns von allem Bösen reinigt.«* Sich die Vergebung von einem Seelsorger oder einem anderen

Menschen im Auftrag Gottes zusprechen zu lassen, kann die Wirkung auf unser Inneres unterstreichen. Manchmal braucht es etwas länger, bis wir die Zusage der Vergebung so richtig verinnerlichen können und sich auch unsere Gefühle verändern. Wenn die selbstverurteilenden Gedanken und Gefühle immer wieder auftauchen, dürfen wir sie liebevoll an die empfangene Vergebungszusage Gottes erinnern. Vergebung durch Gott braucht die Konkretion durch Menschen.

Oft ist diese Form der Selbstanklage besonders hartnäckig, deshalb kann folgender Impuls Sie beim Loslassen unterstützen:

Schreiben Sie Ihrem verstorbenen Angehörigen einen Brief, in dem Sie sich alles das von der Seele schreiben, was Sie glauben, falsch gemacht zu haben, oder wo Sie schuldig geworden sind. »Was soll das bringen?«, fragen Sie sich jetzt vielleicht. Es hilft Ihnen, etwas Distanz zu gewinnen zum Geschehenen. Indem Sie es nach außen bringen und sich gegenüberstellen, kreist es nicht mehr nur in Ihnen. Lesen Sie sich das Geschriebene auch gerne laut vor.

- Welche Reaktionen und Gefühle löst es in Ihnen aus? Sie können in diesem Brief auch Ihren verstorbenen Menschen um Vergebung bitten, wenn dies Ihr Wunsch ist. Spüren Sie nach: Wie würde die Person – nach allem, was Sie von ihr kennen – reagieren, wenn sie Ihre reuevolle Bitte um Vergebung hört und sieht? Könnte es sein, dass sie Ihnen bereitwillig verzeihen würde? Dass sie Ihnen sagen könnte: »Ich bin jetzt an einem geborgenen Ort, was vorbei ist, ist vorbei. Ich will, dass es Dir auch gut geht!«?

- Als äußeres Zeichen dafür, dass der Schuldbrief jetzt ungültig ist, könnten Sie den Brief durchstreichen, zerreißen oder verbrennen. Die Erinnerung an Ihren geliebten Menschen kann jetzt anfangen, ungetrübt von Schuldgefühlen frei zu fließen.
- Vielleicht finden Sie ein Symbol oder eine andere symbolische Handlung, die genau das zum Ausdruck bringt. Manche Trauernde gestalten sich ein gefilztes Herz oder finden eine Körpergeste, die diese Versöhnung ausdrückt.
- Auch die bewusste Teilnahme an einer Abendmahlsfeier kann Sie der Vergebung gewisser machen und Sie für Ihren weiteren Weg stärken.

ANDEREN VERZEIHEN

Trauernde sind oft voller Wut und Bitterkeit gegenüber anderen Menschen. Nicht nur gegen die Verstorbenen selbst können sich die Schuldvorwürfe richten, sondern auch gegen andere Familienangehörige, Ärzte und Pflegepersonal, Krankenhäuser und Pflegeeinrichtungen. Kirche und Gott selbst werden zur Zielscheibe der Anklage. Auch hier können, wie oben erwähnt, die Schuldzuweisungen als eine Krücke, eine Gehhilfe für dahinterliegende Bedürfnisse dienen. Das gilt es offen und ehrlich in den Blick zu nehmen und zu unterscheiden, um hilfreich damit umgehen zu lernen.

Wie bei den Schuldvorwürfen sich selbst gegenüber ist es oft nicht einfach, sich dabei selbst auf die Spur zu kommen. Unterstützung von professionellen Helfern kann dabei hilfreich sein.

Dem verstorbenen Menschen verzeihen

Die Schuldvorwürfe können sich auf das gemeinsame Leben beziehen und die Art, wie Beziehung gelebt wurde. Es können schwerwiegende Vergehen sein, wie Gewalterfahrungen oder emotionale Verletzungen bis hin zu emotionalem Missbrauch, die wir dem verstorbenen Menschen berechtigterweise vorwerfen. Die Geschichten der Bibel zeichnen kein idealistisches Bild von Beziehungsgeschichten unter Menschen. Da bringt Kain seinen Bruder Abel um (1. Mose 4,1-15); David begeht Ehebruch mit der Frau seines Feldherrn, den er dafür absichtlich in den Krieg schickte (2. Samuel 11,1-27); die Brüder Josefs verkaufen Josef nach Ägypten (1. Mose 37,12-36). Die Bibel ist voll solcher Geschichten. Es gibt diese Erfahrungen von Missachtung, Lieblosigkeit, Gewalt, Missbrauch usw. auch heute. Es gibt sie auch in Beziehungen von Christen und innerhalb der frommen Welt. Sie dürfen und müssen nicht unter den Teppich gekehrt werden.

ES GILT, DIE GEFÜHLE ZUNÄCHST NICHT ZU ZENSIEREN, SICH NICHT ZU VERBIETEN. GEFÜHLE MACHEN UNS AUF MISSSTÄNDE UND BEDÜRFNISSE AUFMERKSAM. SIE ZEIGEN, DASS ETWAS IN UNS NICHT IM LOT IST, UND WEISEN AUF NÖTIGEN HANDLUNGSBEDARF HIN.

Als trauernder Mensch darf ich klar benennen, wo mir durch den verstorbenen Menschen Unrecht widerfahren ist. Was genau werfe ich ihm bzw. ihr vor? Welche konkreten Handlungen haben zu welchen Konsequenzen geführt? Welche Gefühle löst das in mir aus? Oft zeigen sich Wut, Ohnmacht, Hass oder Rachegefühle in ganz unterschiedlicher Intensität. Wichtig ist, dass sich zeigen darf, was da ist. Es gilt, die Gefühle zunächst nicht zu zensieren, sich nicht zu verbieten. Gefühle machen uns auf Missstände und Bedürfnisse aufmerksam. Sie zeigen, dass etwas in uns nicht im Lot ist, und weisen auf nötigen Handlungsbedarf hin. Wut beispielsweise ist ein kraftvolles Gefühl. Wut kann uns helfen, den Mut aufzubringen, uns abzugrenzen, uns etwas nicht weiter gefallen zu lassen, für uns einzustehen.

Ohnmacht wirkt zunächst oft lähmend und macht Angst. Niemand fühlt sich gerne ohnmächtig und ausgeliefert. Wir können dieses Gefühl aber auch zum Anlass nehmen, noch einmal genau hinzuschauen. Gibt es nicht doch einen Handlungsspielraum, und sei er noch so klein, den wir nutzen und gestalten können? Wenn Beziehungen schwierig waren oder sogar abgebrochen wurden, besiegelt der Tod die Endgültigkeit dieser Erfahrungen. Mit dem Tod ist auch die Hoffnung auf Änderung oder auf Wiedergutmachung endgültig gestorben. Vielleicht sind Sie zurückgeblieben mit einer Vielzahl von Verletzungen, die in Ihnen Rachefantasien und Bitterkeit auslösen über das, was Ihnen angetan wurde.

Was für uns selbst gilt, gilt auch für den verstorbenen Menschen. Als Menschen machen wir Fehler, werden bewusst oder unbewusst an anderen schuldig. Im Umgang mit der Schuld der Verstorbenen geht es nach dem Tod nicht in erster Linie um den anderen, sondern um Sie. Ihr Leben wird durch ein Festhalten an Schuldvorwürfen, Hass und Rachegedanken vergiftet. Sie sind dadurch innerlich nicht frei, das zu entdecken, was bei allem Schlechten vielleicht auch gut war. Selbst wenn es nichts Gutes zu benennen gibt, hindert Sie die Fixierung auf das widerfahrene Unrecht daran, Ihr Leben zu gestalten und auch wieder genießen zu lernen. Sie geben dem Unrecht weiter Macht über sich und bleiben auf ungute Art mit dem verstorbenen Menschen verbunden. In einer solchen Situation ist vergeben können ein Geschenk! Ein Geschenk, das uns frei macht, unser Leben zu gestalten.

Vergeben heißt nicht, zu vergessen. Vergeben heißt auch nicht, Schuld kleinzureden oder zu bagatellisieren. Vergeben heißt nicht, sofort den Deckmantel der Liebe über widerfahrenes Unrecht zu breiten.

Vergeben beinhaltet, das Unrecht ganz klar zu benennen, mit allen Konsequenzen, die es auf Ihr Leben hatte: körperlich, emotional, gedanklich und geistlich.

Es bedeutet, sich den beteiligten Gefühlen zu stellen: »Ja, so war und ist das für mich!« Dabei ist es wichtig, achtsam mit sich umzugehen, sich nicht zu überfordern. Wenn die Wucht der Gefühle groß ist, suchen Sie sich eine vertraute Person, bei der Sie sich sicher fühlen und der Sie sich Stück für Stück anvertrauen können. Das kann jemand aus Ihrem Umfeld sein oder aber auch eine professionelle Person, eine Therapeutin, ein Pfarrer, eine Trauerbegleiterin. In allem dürfen Sie gewiss sein, dass Gott gegenwärtig ist mit seiner liebenden Gegenwart. Er ist ein Gott, der Sie sieht – liebevoll ansieht. Er ist für Sie und er will, dass Sie Leben und volle Genüge haben (Johannes 10,10; Lut 2017).

Wenn Sie im inneren Kontakt sind mit dem Geschehenen und dem, was es in Ihnen ausgelöst hat, kann der Schritt des Vergebens folgen. An diesem Punkt ist Vergebung eine Willensentscheidung: »Ich lasse die Vorwürfe und Rachegefühle los. Ich verzichte auf den Wiedergutmachungsanspruch. Ich löse die Fesseln, mit denen ich auf diese Art mit diesem Menschen verbunden bin.«

Dies bedeutet nicht, dass ich an der einen oder anderen Stelle nicht weiter mit den daraus resultierenden Folgen leben müsste. Aber das Geschehene kann mich nicht noch weiter vergiften. Ich werde freier, das Widerfahrene in mein Leben zu integrieren, und kann lernen, damit umzugehen. Die Erinnerungen bleiben und auch die beteiligten Gefühle können immer wieder auftauchen. Aber Sie müssen diese nicht mehr weiter nähren oder festhalten. Sie können sich immer wieder daran erinnern: »Ich habe vergeben.«

Mir und anderen Trauernden hilft beim Loslassen von Rachegefühlen ein Wort von Paulus aus dem Römerbrief: *»Liebe Freunde, rächt euch niemals selbst, sondern überlasst die Rache dem Zorn Gottes. Denn es steht geschrieben: ›Ich allein will Rache nehmen; ich will das Unrecht vergelten‹, spricht der Herr« (Römer 12,19).* Es entlastet, zu wissen: Gott wird Recht schaffen, manchmal noch nicht sichtbar, aber es gilt: Er ist gerecht.

Manchmal beziehen sich die Vorwürfe auch auf die Krankheit und den Sterbeprozess: »Warum hat er bloß nicht aufgehört zu rauchen?«; »Wäre sie doch früher zum Arzt gegangen, vielleicht hätte es dann noch eine Therapie gegeben«; »Hätte er doch der vorgeschlagenen Therapie zugestimmt«; »Warum nur hat sie nichts gesagt, ich hätte sie doch unterstützt.«

Auch hier braucht es De*mut*, uns einzugestehen, dass unsere Einflussmöglichkeiten dort enden, wo die Verantwortlichkeit des anderen beginnt. Erwachsene leben ihr Leben eigenverantwortlich. Jede und jeder trifft die Entscheidungen für ihr bzw. sein eigenes Leben. Wir können uns austauschen, uns beraten, uns wünschen, aber letztendlich ist jeder Mensch für sein Leben selbst verantwortlich.

Es ist wichtig, sich diesen Gedanken und Vorwürfen zu stellen und sie zu überprüfen. Oft müssen wir aushalten, dass der Mensch, der uns fehlt, seine Entscheidungen selbstverantwortlich anders getroffen hat, als wir es uns gewünscht hätten. Wir müssen lernen, andere Entscheidungen stehen zu lassen und zu akzeptieren, auch wenn diese unserem Für-gut-Halten widersprechen. Vielleicht erschien es zum Zeitpunkt der Entscheidung als das Bestmögliche oder aber es war nichts anderes vorstellbar. Für Sie als Hinterbliebene gilt es jetzt, mit der Trauer leben zu lernen. Wenn wir dem anderen vergeben, kann das Gute aus unserer Beziehung in der Erinnerung positiv verankert werden und gibt der Verbitterung nicht weiter Raum.

Anderen Menschen verzeihen

Es ist auch Realität, dass andere Menschen den Tod unseres Angehörigen oder nahen Menschen verschuldet haben können oder mitverantwortlich sind. Menschen verursachen Unfälle, bei denen andere sterben, oder machen Fehler in der medizinischen oder pflegerischen Versorgung mit tödlichem Ausgang. Menschen sterben in Kriegen oder durch Straftaten. In oft langwierigen Gerichtsverfahren wird die Schuldfrage sorgfältig untersucht und führt zu entsprechenden Urteilen mit mehr oder weniger angemessenen Strafen. Egal, wie hoch das Strafmaß sein wird, keine noch so gerechte Strafe bringt Ihren geliebten Menschen zurück ins Leben.

Gerechte Verfahren sind wichtig für Hinterbliebene. Es kann auch eine gewisse Erleichterung bringen, zu wissen, dass die Verursacher nicht ungeschoren davonkommen. Aber der tiefe innerpersönliche Prozess des Vergebens um unserer selbst willen ist bei allem Strafmaß überlebensnotwendig. Solch ein Vergebungsprozess kann aber weder eingefordert noch befohlen werden. Die innere Bereitschaft dazu will von jedem einzelnen Menschen gesucht und gefunden werden. Das ist oft ein sehr langer Weg des Ringens und des Sich-darauf-zu-Bewegens, bis Vergebung möglich ist.

MEDITATIONSIMPULS

Im Vaterunser, in dem Jesus selbst uns das Beten lehrt, heißt es:

> *[…] und vergib uns unsere Schuld, wie auch wir denen vergeben haben, die an uns schuldig geworden sind.*
>
> Matthäus 6,12

Ich lasse diese Bitte aus dem Vaterunser auf mich wirken.
Ich kann die Worte mit meinem Atem verbinden.

Beim Einatmen spreche ich: »Vergib mir«
und beim Ausatmen »wie ich vergebe«.
Dabei passe ich nicht den Atem den Worten an,
sondern die Worte meinem Atem. Ich kann versuchen,
die Worte so zu formulieren, dass sie sich harmonisch
in den Atemrhythmus einfügen. Ich achte liebevoll darauf,
welche Resonanz diese Worte in mir finden.
Lösen sie Erstaunen, Ärger, Wut, Unwillen
oder auch Dankbarkeit aus?

Ich bleibe beim achtsamen Wahrnehmen meiner inneren
Regungen und lausche auf das Reden Gottes.

Ist die Vergebung unserer Schuld durch Gott
an die Bedingung geknüpft, dass auch wir vergeben?
Gott begnadigt mich. Ist es dann nicht an mir,
auch mir selbst und meinen Mitmenschen mit Gnade
und Barmherzigkeit zu begegnen?

Was mich bewegt, bringe ich ins Gespräch mit Gott.

Wenn ich möchte, mache ich mir einige Notizen von dem,
was mir wichtig wurde.
Ich beende meine Gebetszeit bewusst.

7 |

HOFFNUNG AUF AUFERSTEHUNG?!

Denn ich werde leben, und ihr werdet auch leben.

Jesus in Johannes 14,19

UND WAS KOMMT DANACH?

In den Trauergruppen, die ich begleite, höre ich immer wieder ganz ähnliche Aussagen dieser Art: »Ich bin froh, dass ich weiß, dass mein Mann jetzt bei seinem Heiland ist, an den er geglaubt hat. Er ist erlöst von seinem Leiden. Ihm geht es jetzt gut. Das tröstet mich in meinem Schmerz, auch wenn ich meinen Mann sehr vermisse«; »Ich habe keine Vorstellung, wie es nach dem Tod weitergeht. Aber ich glaube nicht, dass einfach alles aus ist. Irgendwie wird es weitergehen.«

Spätestens nach dem Tod eines nahen Menschen rücken die Fragen ganz nahe an uns heran: Ist nach dem Tod alles aus? Gibt es ein Leben nach dem Tod? Wenn ja, was können wir wirklich darüber wissen? Welche Vorstellungen davon tragen wir in unserem Innern? Wie wir diese Fragen für uns beantworten, wird sich auf unseren Trauerweg auswirken.

Ich lade Sie ein, sich einen Moment Zeit zu nehmen und sich diese Fragen persönlich zu stellen. Was ist mein momentanes inneres Bild vom Weiterleben nach dem Tod und welche Vorstellung mache ich mir darüber, wo mein Verstorbener jetzt ist? Hängen für mich Christi Auferstehung und meine Auferstehungshoffnung zusammen?

Was den irdischen Körper betrifft, gibt es meist Übereinstimmung und Gewissheit. Er zerfällt in seine Bestandteile: Aus Erde sind wir geworden und zu Erde werden wir (1. Mose 3,19). Aber ist damit alles gesagt?

Ab hier gehen die Vorstellungen weit auseinander: nach dem Tod ist alles aus; die Seele ist unsterblich, sie verlässt den Körper und lebt weiter; wir werden immer weiter wiedergeboren (Reinkarnation); die Toten sind im Totenreich in einer Art Wartezustand; zu den Toten kann man Kontakt aufnehmen; die Toten sind direkt bei Gott …

DER AUFERSTANDENE CHRISTUS – FUNDAMENT DER HOFFNUNG

Als Christen sprechen wir im Apostolischen Glaubensbekenntnis:

Ich glaube an Gott, den Vater,
den Allmächtigen,
den Schöpfer des Himmels und der Erde.

Und an Jesus Christus,
seinen eingeborenen Sohn, unsern Herrn,
empfangen durch den Heiligen Geist,

geboren von der Jungfrau Maria,
gelitten unter Pontius Pilatus,
gekreuzigt, gestorben und begraben,
hinabgestiegen in das Reich des Todes,
am dritten Tage auferstanden von den Toten,
aufgefahren in den Himmel;
er sitzt zur Rechten Gottes,
des allmächtigen Vaters;
von dort wird er kommen,
zu richten die Lebenden und die Toten.

Ich glaube an den Heiligen Geist,
die heilige christliche Kirche,
Gemeinschaft der Heiligen,
Vergebung der Sünden,
Auferstehung der Toten
und das ewige Leben.

Amen.[30]

Jesus Christus als wahrer Gott und wahrer Mensch ist der Erste, den Gott von den Toten auferweckt hat.

Viele Menschen haben die Auferstehung damals bezeugt. Die Frauen am Grab und die Jünger, denen er nach seiner Auferstehung begegnete, haben ihn in seinem Körper als ihren Herrn wiedererkannt.

Er forderte sogar den zweifelnden Thomas auf, seine Finger in seine Wundmale zu legen (Johannes 20,27). Gleichzeitig war sein Auferstehungsleib aber auch ein anderer als vorher. Er konnte beispielsweise durch geschlossene Türen gehen oder unvermittelt anwesend sein und genauso unaufhaltbar verschwinden. Dieser

Christus, der von den Toten auferstanden ist und der den Tod besiegt hat, verspricht uns: *»Weil ich lebe, werdet auch ihr leben« (Johannes 14,19; ELB)*.

Im Brief an die Philipper schreibt Paulus: *»Aber unsere Heimat ist der Himmel, wo Jesus Christus, der Herr, lebt. Und wir warten sehnsüchtig auf ihn, auf die Rückkehr unseres Erlösers (Philipper 3,20)*.

Auch unsere Auferstehung wird eine leibliche Auferstehung sein. Wie genau dieser verherrlichte Leib beschaffen sein wird, können wir aus den Zeugenberichten über Christi Auferstehung nur erahnen. Der auferstandene Christus und seine Zusagen sind das Fundament, auf dem sich unsere Hoffnung auf Auferstehung gründet (siehe Johannes 20,19-23).

GLAUBE AN JESUS CHRISTUS ALS ZUGANG ZUM EWIGEN LEBEN

> *Gelobt sei der Gott und Vater unseres Herrn Jesus Christus, denn er hat uns in seiner großen Barmherzigkeit wiedergeboren. Jetzt haben wir eine lebendige Hoffnung, weil Jesus Christus von den Toten auferstanden ist.*
>
> 1. Petrus 1,3

Der 1. Petrusbrief spricht von einer lebendigen Hoffnung, die in der Auferstehung Christi wurzelt. Dabei geht es freilich um mehr als die persönliche Hoffnung, dass es mit uns nach dem Tod noch weitergeht. Es wäre zu klein gedacht, nur für sich selbst zu hoffen. In der Bibel ist eine Hoffnung für die ganze Welt, für all ihre Geschöpfe gemeint. Es geht um Gerechtigkeit für alle, um Wiedergutmachung für Betrogene und Unterdrückte, um Heilung für die, die nach mehr Leben dürsten, um Leben für die Kinder mit geringer Lebenserwartung, um Befreiung für die Gefangenen, um Gemeinschaft für die Ausgestoßenen, um Trost für die Trauernden. Diese lebendige Hoffnung wird uns verändern, in Bewegung bringen, trösten.

Unsere persönliche Hoffnung auf ewiges Leben ist Teil dieser großen Hoffnung auf Gottes Neuschöpfung.

»Denn so hat Gott die Welt geliebt, dass er seinen eingeborenen Sohn gab, damit jeder, der an ihn glaubt, nicht verloren geht, sondern ewiges Leben hat« (Johannes 3,16). Die Zusage des ewigen Lebens ist hier – wie auch an anderen Stellen – an den Glauben an Jesus Christus geknüpft.

IN DER BIBEL IST EINE HOFFNUNG FÜR DIE GANZE WELT, FÜR ALL IHRE GESCHÖPFE GEMEINT. ES GEHT UM GERECHTIGKEIT FÜR ALLE, UM WIEDERGUTMACHUNG FÜR BETROGENE UND UNTERDRÜCKTE, UM HEILUNG FÜR DIE, DIE NACH MEHR LEBEN DÜRSTEN, UM LEBEN FÜR DIE KINDER MIT GERINGER LEBENSERWARTUNG, UM BEFREIUNG FÜR DIE GEFANGENEN, UM GEMEINSCHAFT FÜR DIE AUSGESTOẞENEN, UM TROST FÜR DIE TRAUERNDEN.

Was aber ist mit den Verstorbenen, die dem Glauben kritisch oder zweifelnd gegenüberstanden? Wenn wir als Trauernde am Glauben unseres verstorbenen Menschen zweifeln, können wir nicht mehr tun, als ihn Gottes barmherziger Entscheidung zu überlassen. Er allein sieht die innersten Herzensregungen und so befehlen wir unsere Verstorbenen ihm an. Bei kirchlichen Bestattungen kommt das zum Ausdruck. Eine Formulierung des Bestattungswortes lautet zum Beispiel: »Wir befehlen den Verstorbenen/die Verstorbene in Gottes Hand. Er sei ihm/ihr gnädig im Gericht und nehme ihn/sie auf in sein ewiges Reich.«

Wir vertrauen auf Gottes Gerechtigkeit. Ob es einen doppelten Ausgang gibt? Oder ob Gericht heißt: richten, in Ordnung bringen? Für beides gibt es im Neuen Testament Anhaltspunkte (Matthäus 25,31-46; Römer 5,18-19; 1. Timotheus 2,4).

Wir aber, die wir hier weiterleben, dürfen mit unserem Leben Antwort geben auf die Einladung Gottes zum Glauben.

BILDER DER HOFFNUNG

Johannes beschreibt in seiner Offenbarung Bilder, die die Zukunft der Welt betreffen. Diese Bilder versuchen die Herrlichkeit, die einmal sein wird, in Worte zu fassen. Staunend lesen wir:

> *Und ich sah einen neuen Himmel und eine neue Erde, denn der alte Himmel und die alte Erde waren verschwunden. Und auch das Meer war nicht mehr da. Und ich sah die heilige Stadt, das neue Jerusalem, von Gott aus dem Himmel herabkommen wie eine schöne Braut, die sich für ihren Bräutigam geschmückt hat. Und ich hörte eine laute Stimme vom Thron her rufen: »Siehe, die Wohnung Gottes ist nun bei den Menschen! Er wird bei ihnen wohnen und sie werden sein Volk sein und Gott selbst wird bei ihnen sein. Er wird alle ihre Tränen abwischen, und es wird keinen Tod und keine Trauer und kein Weinen und keinen Schmerz mehr geben. Denn die erste Welt mit all ihrem ganzen Unheil ist für immer vergangen.« Und der, der auf dem Thron saß, sagte: »Ja, ich mache alles neu!«*
>
> Offenbarung 21,1-5

So gerne wir mehr über das Leben nach dem Tod wissen würden, müssen wir doch damit leben, dass vieles noch verborgen ist und ein Geheimnis bleibt. Eine kleine Geschichte bringt dies zum Ausdruck:

Im Mittelalter machten sich zwei Mönche, die miteinander lebten, intensiv Gedanken über das Leben nach dem Tod. Immer wieder sprachen sie darüber, ohne letzte Klarheit zu gewinnen. Da trafen sie eine Vereinbarung: Wer von ihnen zuerst sterben würde, der sollte in der folgenden Nacht dem Zurückbleibenden erscheinen und ihm mitteilen, ob ihre Vorstellungen vom Leben nach dem Tod richtig seien oder nicht.

Sie legten ein einziges Stichwort fest. War ihre Vorstellung richtig, so sollte der Erscheinende sagen: »Taliter«, was so viel heißt wie: Es ist so. Hatten sie sich getäuscht, so hieß das Stichwort: »Aliter«, was so viel heißt wie: Es ist anders.

Nun starb einer der Mönche und erschien tatsächlich darauf seinem Mitbruder. Und was sagte er? »Nec taliter, nec aliter, sed totaliter aliter.« Was bedeutet: Es ist weder so, noch ist es anders, sondern es ist völlig anders![31]

MEDITATIONSIMPULS

Bevor Jesus starb, sprach er mit seinen Jüngern über seinen Tod und machte ihnen folgende Zusage:

> *Habt keine Angst. Ihr vertraut auf Gott, nun vertraut auch auf mich! Es gibt viele Wohnungen im Haus meines Vaters, und ich gehe voraus, um euch einen Platz vorzubereiten. Wenn es nicht so wäre, hätte ich es euch dann so gesagt? Wenn dann alles bereit ist, werde ich kommen und euch holen, damit ihr immer bei mir seid, dort, wo ich bin.*
>
> Johannes 14,1-3

Ich lese den Text mehrmals laut.

Ich versuche, mit der unterschiedlichen Betonung
der einzelnen Satzteile zu spielen.
Ich versuche, mich in die Szene hineinzuversetzen.
Ich sehe Jesus mit seinen Jüngern im Gespräch.
Wie war die Gesprächsatmosphäre im Raum?
Was mögen sie gefühlt haben?
Was ging in Jesus vor, der weiß, dass er bald gehen wird?

Ich suche meinen Platz in der Runde.
Ich lausche mit den Jüngern der Verheißung Jesu,
dass er im Himmel eine Wohnung für mich vorbereitet.

Was verbinde ich mit einer Wohnung?
Geborgenheit, mein Zuhause, Heimat, Schutz …
Was braucht es für mich in einer Wohnung,
dass ich mich wohlfühlen kann? Vielleicht will ich mir
meine zukünftige Wohnung in allen Farben ausmalen.

Ich stelle mir vor, dass der Mensch, um den ich trauere, auch eine solche Wohnung vorgefunden hat! Eine Wohnung, die ganz speziell für sie/ihn vorbereitet war. Wie mag diese Wohnung wohl aussehen, dass sich meine Angehörige/mein Angehöriger darin wohlfühlt?

Ich lasse alle Gedanken und Gefühle zu und komme anschließend mit Gott darüber ins Gespräch.

Mich persönlich holte dieses Thema schon bei der Frage nach dem Familienstand ein. Auf Formularen, in Vorstellungsrunden bei Elternabenden oder Veranstaltungen lernte ich »verwitwet« zu sagen, obwohl ich mich anfangs doch noch verheiratet fühlte. Das »verwitwet« klang so fremd. Bei den anderen löste es unterschiedliche Reaktionen aus: so jung und schon verwitwet. Eine Woge des Mitgefühls oder Mitleids schwappte über mich und es ließ mich manchmal klein und bedauernswert zurück. Ein anderes Mal war es Bewunderung, die man mir entgegenbrachte: »Was Sie da leisten, Sie sind eine starke Frau, Sie schaffen das.« War ich nun zu bemitleiden oder zu bewundern oder auch beides und noch ganz viel mehr?

Als Verwitwete, alleinerziehend mit zwei Kindern, war ich plötzlich allein unter befreundeten Paaren. Am Anfang meines Trauerwegs wurde mir dadurch mein fast unerträglicher Schmerz noch deutlicher. Ich war knallhart konfrontiert mit dem, was ich jetzt nicht mehr leben konnte. Das machte mich traurig, aber auch wütend. Am liebsten hätte ich mich verkrochen und mich diesen Situationen gar nicht gestellt. Gleichzeitig wollte ich nicht auf gewachsene Freundschaften verzichten. Ich schätzte meine Freundschaften mit anderen Paaren. Ich brauchte den Kontakt zu männlichen Bezugspersonen: Ihre andere Sicht auf Themen, die handwerklichen Fertigkeiten oder ihre ganz praktische Unterstützung machten das Leben reicher. Auch für meine Kinder brauchte es diesen männlichen Gegenpart. Manche Beziehungen verliefen im Sand, weil das Interesse als Paar, etwas gemeinsam zu unternehmen, nicht mehr gegeben war. Andere Paarbeziehungen gingen zum Glück weiter. Wir merkten, es brauchte immer wieder viel Sensibilität, Offenheit und Vertrauen in der Beziehungsgestaltung. Wie konnte die Beziehung zu den Männern meiner Freundinnen gelebt werden, ohne dass ich als Konkurrenz oder gar als Bedrohung empfunden wurde?

Manche Freundinnen formulierten sogar, dass sie mich um meine Freiheit beneiden würden. Schöne Freiheit – auf die hätte ich sehr gerne verzichtet!

Ich machte mich auf den Weg und suchte Kontakt zu anderen Alleinerziehenden in Gruppen und Seminaren. Auch hier fühlte ich mich in meiner Situation irgendwie zwischen den Stühlen. Ja, ich war alleinerziehend. Aber ich hatte mich nicht selbst entschieden, mich von meinem Partner zu trennen. Ich hatte auch nicht die Verletzungen einer enttäuschten Partnerschaft und ich teilte nicht die oft nachvollziehbare Wut und Bitterkeit von manchen geschiedenen Partnern.

Ich hatte aber auch nicht die Entlastung eines geteilten Sorgerechtes, keine kinderfreien Wochenenden, keine Streitigkeiten wegen Unterhaltszahlungen und vieles mehr. Es galt, zu lernen, sich auf das Gemeinsame zu fokussieren. Qualitätszeiten miteinander und mit den Kindern zu gestalten. Besonders froh war ich, als ich eine andere verwitwete Alleinerziehende kennenlernte. Für unsere Kinder war es ein Segen. Sie waren nicht die einzigen Kinder dieser Welt, deren Papa nicht mehr lebte. Da waren andere Kinder, die sie jetzt persönlich kannten und denen es genauso ging.

Und dann gab es Gott sei Dank meine langjährigen Single-Freundinnen! Vieles verband mich wieder neu mit ihnen. Die Sehnsucht, Leben mit anderen Menschen teilen zu können, die gefühlte Einsamkeit, die Freiheit, allein zu entscheiden, die Sehnsucht, mit einem anderen Menschen die Freizeit und den Urlaub zu verbringen … Doch auch hier gab es vieles, was meine Situation von der der anderen unterschied. Ich war nicht ganz frei, ich trug Verantwortung für meine beiden Kinder. Ich hatte den Reichtum einer erfüllten Partnerschaft erlebt, und der Verlust machte die Sehnsucht umso größer. Und dennoch: Was wäre ich ohne meine Single-Freundinnen gewesen? Wir feierten gemeinsam Weihnachten und andere Feiertage. Sie widmeten sich mit Liebe und Engagement meinen Kindern. Das Schöne war, wenn ich spürte, dass es auch ihr Leben bereicherte und nicht nur ein Dienst an uns war. In Zeiten, in denen meine Kinder die Ferien bei den englischen Großeltern verbrachten, genoss ich wunderschöne Urlaube mit meinen Single-Freundinnen, in denen ich große Übereinstimmung zwischen uns erlebte.

Rückblickend bin ich unglaublich dankbar für die vielen ganz unterschiedlichen Menschen, die mir an ihrem Leben Anteil gaben und geben und für die ich in meinem Familienstand Bereicherung bin und war!

Wenn Sie verwitwet sind, haben Sie sich an der einen oder anderen Stelle meiner Erfahrungen vermutlich wiedergefunden. Es ist nicht einfach, sich zwischen allen Stühlen sitzend zu fühlen – vor allem nicht am Anfang Ihres Trauerweges. Hier braucht es unser Selbstmitgefühl. Das ist nicht dasselbe wie Selbstmitleid.

ES IST NICHT EINFACH, SICH ZWISCHEN ALLEN STÜHLEN SITZEND ZU FÜHLEN – VOR ALLEM NICHT AM ANFANG IHRES TRAUERWEGES. HIER BRAUCHT ES UNSER SELBSTMITGEFÜHL. DAS IST NICHT DASSELBE WIE SELBSTMITLEID.

Im Selbstmitleid kreise ich nur um mich selbst und halte mich für die bemitleidenswerteste Person auf Erden und bleibe darin stecken. Selbstmitgefühl hilft mir, meine leidvolle Situation als solche wahrzunehmen, mich nicht isoliert von anderen zu erleben (nur ich habe solches Leid zu tragen) und aus einer barmherzigen Haltung mir selbst gegenüber Ideen und Handlungen zu entwickeln, die meine Situation ein bisschen leichter machen könnten.

Vielleicht möchten Sie sich jetzt einen Moment Zeit nehmen, um der Frage nachzuspüren: Zwischen welchen Stühlen fühle ich mich?

Dazu können Sie sich ganz real verschiedene Stühle nehmen. Machen Sie sich bewusst, welche Personengruppen die einzelnen Stühle repräsentieren. Dann nehmen Sie auf einem der Stühle Platz und fühlen sich ein in das, was er repräsentiert. Was genau verbindet Sie mit diesem Familienstand und was auch nicht mehr? Welche Gefühle löst es in Ihnen aus?

Dann stellen Sie sich zwischen die Stühle – was macht das mit Ihnen? Welche Gefühle nehmen Sie in sich wahr? Traurigkeit, Wut, Angst, Einsamkeit …

Lassen Sie Gedanken und Gefühle da sein, es darf sein, was ist.

Stellen Sie sich vor, eine gute Freundin/ein guter Freund sieht Sie jetzt mit allem, was in Ihnen da ist. Was würde sie/er sagen und tun, wenn er Sie so sieht? Vielleicht würde sie/er einen Arm um Sie legen und Ihnen so Halt geben – spüren Sie der Umarmung in Ihrer inneren Vorstellung nach.

Was würde eine gute Freundin/ein guter Freund zu Ihnen sagen? Lauschen Sie in Ihrer Vorstellung ihren/seinen tröstenden Worten. Vielleicht würde sie/er auch einen Vorschlag machen, was Sie sich Gutes tun könnten, um die Situation ein klein wenig erträglicher zu machen.

Sie selbst können sich jetzt eine gute Freundin/ein guter Freund sein. Seien Sie barmherzig mit sich und Ihren schwierigen Gefühlen. Wenn sich in Ihrer Vorstellung keine solche Freundin/Freund findet, können Sie sich vorstellen, dass Jesus Sie liebevoll anschaut und Ihnen ganz zugewandt ist. Was sind seine Worte an Sie?

Wenn Sie dranbleiben, sich liebevoll sich selbst zuzuwenden und zu schauen, was Sie konkret tun können, um Ihre neue Lebenssituation zu gestalten, wird die Akzeptanz Ihrer Situation langsam wachsen. Sie können mit der Zeit lernen, mit dem Platz zwischen den Stühlen zu »spielen«; denn diese Position gibt Ihnen Spielraum – je nach Bedürfnis – mal auf dem einen, mal auf dem anderen Stuhl Platz zu nehmen.

NACH DEM VERLUST EINES KINDES

Eine Familie, die ich begleitet habe, beschreibt, wie die Frage nach der Anzahl ihrer Kinder sie anfangs ins Stocken brachte. Da stand immer wieder die Frage im Raum, ob sie bei der Antwort ihr verstorbenes Kind mitzählen sollten oder nicht. Wenn ja, war die Wahrscheinlichkeit groß, dass vom Gesprächspartner weiter nachgefragt wurde. Wollten und sollten sie sich dem immer wieder aussetzen?

Schloss die Familie das verstorbene Kind nicht in die Zählung mit ein, kam es ihnen wie ein Verrat vor und fühlte sich auch nicht gut an. Und so lernten sie mit der Zeit, das verstorbene Kind mitzuzählen, und geben heute als Alter die Anzahl von Jahren an, die ihr Kind jetzt erreicht hätte, wenn es noch am Leben wäre. Werden weitere Fragen gestellt, entscheiden sie von Fall zu Fall, wem sie wie viel anvertrauen. Heute können sie gelassener mit der Situation umgehen.

Oft sind solche Fragen mit der Angst vor Tränen verbunden, die man als trauernder Mensch nicht jedermann zeigen möchte. Es ist auch eine Frage des Selbstschutzes. Nicht überall will man so viel Persönliches von sich zeigen.

Als Eltern investieren wir viel Liebe, Zeit und Kraft in unsere Kinder. Sie sind für uns Geschenk und Aufgabe, Sinn und Herausforderung. Sie bereichern unser Leben, inspirieren uns, bringen uns an unsere Grenzen und erweitern unseren Horizont. Die durch die Natur vorgegebene Ordnung ist, dass die Eltern vor den Kindern sterben und nicht umgekehrt.

Wenn der Tod, auf welche Weise auch immer, diese natürliche Reihenfolge durchbricht und ein Kind vor den Eltern stirbt, ist das, als würde man der eigenen Zukunft beraubt. Bei einer Fehlgeburt oder dem Tod eines kleinen Kindes, aber auch wenn das Kind schon erwachsen ist, immer trifft solch ein widernatürlicher Tod die Eltern bis ins Mark. In Begleitgesprächen werden immer wieder Sätze gesagt wie: »Warum durfte ich nicht an ihrer Stelle gehen? Sie hatte das Leben noch vor sich, während ich doch schon ein ganzes Leben gelebt habe.« »Das ist so unglaublich unfair, dass uns unser Kind genommen wurde. Wir haben uns auf so vieles noch gefreut. Er war der Mittelpunkt unseres Lebens, lebensfroh, quirlig, unser ganzes Familienleben war viel bunter und fröhlicher mit ihm. Was soll nun werden?«

Die Trauer um ein Kind wird in besonderer Weise zum Lebensbegleiter. Nicht nur bei besonderen Anlässen wie Schul- und Studienabschlüssen, Hochzeiten oder der Geburt von Enkelkindern von Alterskameraden des eigenen Kindes wird man daran erinnert, dass es jetzt auch dabei gewesen wäre. Die Gedanken sind auch sonst immer wieder bei dem verstorbenen Kind: Jetzt wäre es so alt gewesen und hätte vielleicht … erlebt. Es gilt, die Trauer als Lebensbegleiterin in die eigene Person zu integrieren – sie gehört zu einem. Gleichzeitig gilt es im Besonderen, neue Bilder der Hoffnung und Zukunft zu entwickeln. Für viele trauernde Eltern ist es zunächst wichtig, eine innere Vorstellung von einem sicheren Ort für ihr verstorbenes Kind zu finden. Das kann der Himmel sein oder die Vorstellung, dass ihr Kind wie ein Stern am Firmament ist oder etwas ganz anderes. Später auf dem Trauerweg gilt es, für das eigene

Leben neue Perspektiven und Sinnmöglichkeiten zu entdecken. Zur weiteren Unterstützung möchte ich Ihnen das Buch »Gemeinsam trauern – gemeinsam lieben« empfehlen. Es enthält viele Einblicke und Übungen speziell für Paare nach dem Tod eines Kindes.[33]

NACH DEM VERLUST DER ELTERN

Eine Frau, die ich in ihrer Trauer begleiten durfte, hatte zuvor lange Zeit ihre kranke Mutter gepflegt. Nach deren Tod erzählte sie:

> *Die letzten Jahre habe ich sehr intensiv meine kranke Mutter gepflegt. Alles unter einen Hut zu bringen, meine eigene Teilzeitberufstätigkeit, mein Kind, mein Partner – das war ein Riesenspagat. Meine eigene Ehe kam viel zu kurz. Ganz zu schweigen von anderen Beziehungen. Dafür hatte ich keine Zeit und Kraft. Meine Hobbys sind gänzlich unter den Tisch gefallen. Ich habe mein eigenes Leben richtiggehend aufgeopfert. Für meinen Vater habe ich die nötige Unterstützung inzwischen organisiert: Essen auf Rädern, Nachbarschaftshilfe und einige soziale Kontakte. Jetzt, wo es ruhiger wird, merke ich erst, wie ausgebrannt ich bin. Im Moment bin ich wie orientierungslos. Ich erkenne mich nicht wieder.*

Am Beispiel dieser Frau wird deutlich, dass nach dem Tod eines Elternteiles die Zeit der Fürsorge oft nicht aufhört. Denn Kinder sind weiterhin sehr oft in Sorge um den verbliebenen Elternteil. Dann geht es nicht nur darum, die eigene Trauer zu leben, sondern auch um die Fürsorge für den verbliebenen Elternteil. Das ist besonders dann herausfordernd, wenn Vater oder Mutter sehr betagt sind und erhöhten Unterstützungsbedarf haben. Gibt es mehrere Geschwister, die sich die Fürsorge teilen können, kann das eine Entlastung sein. Oft birgt das aber auch ein besonderes Konfliktpotenzial. Wer bringt sich wie ein? Vor allem wenn es unterschiedliche Einschätzungen der Situation gibt. Befinden Sie sich derzeit in so einer Situation, scheuen Sie sich nicht, auch professionelle Helfer wie Nachbarschaftshilfe, Essen auf Rädern, Pflegedienste zu Ihrer eigenen Entlastung einzubeziehen.

In der Trauer um die Eltern kommen sehr häufig eigene biografische Themen an die Oberfläche: Wie haben mich meine Eltern geprägt? Was haben sie mir ins Leben mitgegeben an Beziehungserfahrungen, Werten, Prägungen und Einstellungen? Was haben sie mir aber auch nicht mitgegeben, was ich unter Umständen sehr schmerzlich vermisst habe? Wo haben sie in meinem Leben auch Leiden verursacht?

Je nachdem, wie offen (oder auch nicht) wir zu Lebzeiten über solche Themen im Gespräch waren, kann es uns nach dem Tod der Eltern einholen. Es tut gut, in all dem, was uns darin bewegt, einfühlsame Gesprächspartner zu finden und uns Zeit zu nehmen, genauer hinzuschauen. Gegebenenfalls braucht es eine Versöhnung mit unserer Lebensgeschichte. Kommen dabei schwierige Themen ans Licht, kann es hilfreich sein, eine professionelle Begleitung in Form von Trauerbegleitung, Seelsorge oder auch Psychotherapie in Anspruch zu nehmen.

Sind beide Eltern tot, kommt zur Trauer um die verstorbenen Menschen eine weitere Dimension dazu: Unsere eigene Endlichkeit rückt mehr ins Blickfeld. Jetzt ist niemand mehr vor uns in der Reihe. Geht es nach der biologischen Reihenfolge, sind wir die Nächsten, die sterben. Das kann Beklemmungen und Abwehr auslösen. Gleichzeitig trägt es die Chance in sich, uns mit unserer eigenen Endlichkeit zu befassen. Ganz im Sinne des Psalmwortes: *»Lehre uns, unsere Zeit zu nutzen, damit wir weise werden« (Psalm 90,12).*

Wo möchten Sie Lebensprioritäten angesichts Ihrer Endlichkeit anders setzen?

Vielleicht Streit und Unversöhntes aus dem Weg räumen?

Vielleicht weniger arbeiten und das Leben mehr genießen? Sich Zeit nehmen für Muße und Spiel und wichtige Beziehungen?

Vielleicht möchten Sie auch ganz praktische Angelegenheiten klären wie zum Beispiel Ihre Finanzen, Ihren Nachlass, Ihre Vollmachten und Verfügungen?

MICH NEU FINDEN

In jeder Partnerschaft gibt es Aufgabenteilungen. Da übernimmt vielleicht der Mann den Bereich Finanzen und alles, was mit Auto, Haus und Garten zu tun hat, und die Frau ist für die Pflege der Familienbeziehungen, für Haushalt und Urlaubsplanung zuständig, um beispielhaft einige Bereiche zu nennen. Alles war vor dem Tod der Partnerin/des Partners eingespielt und Sie beide haben den jeweiligen Zuständigkeitsbereich gut gemeistert und sich darin wunderbar gegenseitig ergänzt.

Ohne Ihre Partnerin/Ihren Partner müssen Sie nicht nur mit dem Seelenschmerz leben lernen, sondern sehen sich auch einer Fülle von ganz praktischen Aufgaben gegenüber, für die Sie nun alleine verantwortlich sind. Das kann zunächst wie eine Überforderung auf Sie wirken und sehr verunsichern. Es braucht Zeit und Kraft, sich zu sortieren.

Welche von all den zusätzlich anfallenden Aufgaben kann ich selbst bewältigen? Wo traue ich mir zu, mich mutig selbst einzuarbeiten (zum Beispiel in die Finanzen oder in die Haushaltsaufgaben)? Sie könnten überlegen, wer Sie bei der Einarbeitung in neue Aufgabenfelder unterstützen könnte. Sind Ihre Kinder oder Verwandten die richtigen Ansprechpartner, oder braucht es externe Unterstützung? Inzwischen bieten auch Banken Serviceleistungen zur Unterstützung an – zum Beispiel für das Ordnen von Dokumenten, das Regeln der Finanzen und Versicherungen und vielem mehr.

Haben Sie Geduld mit sich! Es gilt, Schritt für Schritt zu gehen. Loben Sie sich bewusst für alles, was Ihnen auf dem Weg gelingt, und sei es noch so klein. So gewinnen Sie langsam Ihr ins Wanken geratenes Selbstvertrauen zurück. Irgendwann können Sie vielleicht mit Stolz sagen: »Ich hätte nie geglaubt, dass ich das kann, aber ich habe es gelernt.«

HABEN SIE GEDULD MIT SICH! ES GILT, SCHRITT FÜR SCHRITT ZU GEHEN. LOBEN SIE SICH BEWUSST FÜR ALLES, WAS IHNEN AUF DEM WEG GELINGT, UND SEI ES NOCH SO KLEIN. SO GEWINNEN SIE LANGSAM IHR INS WANKEN GERATENES SELBSTVERTRAUEN ZURÜCK.

Auch das Delegieren von Aufgaben ist eine Leistung! Es zeugt von innerer Größe, sich einzugestehen, dass etwas die eigenen Möglichkeiten übersteigt und man sich deshalb fachkundige Unterstützung sucht und organisiert. Eine solche Entscheidung zu treffen, solange man es kann, bedeutet ebenfalls Herr und Frau des eigenen Lebens zu sein und Leben zu gestalten.

Wenn Sie mit dem Tod Ihrer Partnerin/Ihres Partners in einer Zeit konfrontiert sind, in der Sie in der Familienphase zu Hause »berufstätig« sind, stellt Sie das je nach Finanzlage vor ganz neue Herausforderungen. Jetzt gilt es, einen Arbeitsplatz zu suchen, sich zu bewerben und irgendwo neu einzuarbeiten. Da kommt vielleicht die Frage hoch: »Werde ich es schaffen können – neben allem anderen?«

Wenn Sie vor dem Tod der Partnerin/des Partners berufstätig waren, war das in den meisten Fällen schon immer ihr persönlicher

Bereich. Ihren Chef, Ihre Kollegen, ihre Kunden oder Klienten kannte Ihre Partnerin/Ihr Partner vom Erzählen oder den gelegentlichen Festivitäten. Trauernde empfinden deshalb den Arbeitsplatz oft als den Ort der höchsten »Normalität«:

»Da fühle ich mich ›sicherer‹ als zu Hause, wo mich alles an den anderen erinnert. Auch die zeitliche Strukturierung tut mir gut. Ich weiß, wofür ich morgens aufstehe. Während der Arbeit muss ich mich konzentrieren und bin zumindest eine Zeit lang abgelenkt.«

Und doch hat auch der Arbeitsplatz seine Herausforderungen. Was tun, wenn ich merke: Ich kann mich durch die Trauer nicht so gut konzentrieren wie bisher, ich mache Fehler, mir kommen aus heiterem Himmel die Tränen oder ich fühle mich meinen Aufgaben in manchen Momenten nicht gewachsen? Das wirkt sich auf uns selbst sehr oft verunsichernd aus. Was ist nur los mit mir? Was denken die anderen jetzt von mir? Solche Gedanken und Gefühle machen zusätzlichen Druck.

Ein offenes Gespräch mit Vorgesetzten und Kollegen kann hier eine Entlastung sein. Vielleicht gibt es die Möglichkeit, eine Zeit lang Aufgaben anders zu verteilen. Oder Sie könnten über Rückzugsräume sprechen, sollten Sie diese brauchen. Vielleicht wäre es hilfreich, einzelne freie Tage zwischendurch nehmen zu können. Oft gibt es in größeren Betrieben und Firmen ein betriebliches Gesundheitsmanagement und Ansprechpersonen, an die Sie sich wenden könnten. Kleinere Betriebe haben manchmal Verträge mit externen Beratern, für die mit anonymen Beratungsgutscheinen Beratung in Anspruch genommen werden kann. Scheuen Sie sich nicht, das Gespräch zu suchen und sich die Unterstützung ins Boot zu holen, die Ihnen guttut. Vor allem: Seien Sie gnädig mit sich selbst und geben Sie sich und Ihrer Trauer Zeit.

In Zeiten großer innerer Verunsicherung, in denen mir die Rückbindung an eine vertraute Person fehlt, ist es gut, nicht alles auf einmal zu verändern. Aber Sie können sich an bestimmten Stellen bewusst einen »Experimentierraum« erlauben. Nicht nur bei den ganz praktischen notwendigen Aufgaben, sondern auch in anderen Bereichen der Lebensgestaltung.

IN ZEITEN GROẞER INNERER VERUNSICHERUNG, IN DENEN MIR DIE RÜCKBINDUNG AN EINE VERTRAUTE PERSON FEHLT, IST ES GUT, NICHT ALLES AUF EINMAL ZU VERÄNDERN. ABER SIE KÖNNEN SICH AN BESTIMMTEN STELLEN BEWUSST EINEN »EXPERIMENTIERRAUM« ERLAUBEN.

Nehmen wir das Beispiel Urlaub: Schon seit langer Zeit sind Sie mit Ihrem Mann/Ihrer Frau in den Urlaub gefahren – das galt als gesetzt. Sie haben gemeinsam entschieden, vielleicht auch gestritten, wohin die Reise geht. Jetzt sind Sie allein. Wie wollen Sie Ihren Urlaub gestalten? Es kann hilfreich sein, zunächst den ganzen Fächer der Möglichkeiten aufzumachen: Sie könnten sich zu einer Gruppenreise anmelden, zum Beispiel zu einer christlichen Freizeit oder einer Studienreise. Inzwischen gibt es auch Anbieter von Trauerfreizeiten oder Freizeiten für Alleinerziehende. Sie könnten auch versuchen, für einige Tage allein zu verreisen: einen Städteurlaub, bei dem Sie auch Besichtigungen mit Gruppenführungen einplanen könnten. Klöster und Einkehrhäuser bieten oft ein »Mitleben auf Zeit« an. Sie sind dabei frei in Ihrer Tagesgestaltung, könnten aber je nach Wunsch und Bedarf an Mahlzeiten oder Gebetszeiten teilnehmen und hätten damit eine hilfreiche Tagesstruktur. Auch werden dabei oft begleitende Einzelgespräche angeboten, die Sie in Anspruch nehmen könnten.

Für was auch immer Sie sich entscheiden, tun Sie es in einer Haltung des »Ausprobierens«. So sammeln Sie neue Erfahrungen. Werten Sie Ihre Erfahrungen achtsam aus: Was hat mir weshalb gutgetan? Was fiel mir warum schwer? Was von dem, was mir schwerfiel, ließe sich bei einem nächsten Versuch wie ändern? Was will ich auf keinen Fall wiederholen?

So erweitern Sie mit der Zeit Ihr Erfahrungsspektrum und bekommen mehr Klarheit und Gespür für das, was Ihnen guttut und was Sie brauchen.

Ähnlich wie beim Thema Urlaub ist es mit vielen anderen Fragen der konkreten Lebensgestaltung. Gemeinsam ausgeübte Freizeitgestaltung ist nicht mehr möglich. Es gibt viele Freiräume, die sich nicht positiv frei, sondern oft lähmend leer anfühlen. Auch hier lohnt es sich, Zeit zu nehmen und nachzuspüren: Gibt es etwas, das ich vielleicht schon immer einmal machen wollte, aber bisher nicht dazu gekommen bin oder nicht den Mut und die Notwendigkeit gesehen habe, es in Angriff zu nehmen? Vielleicht waren Sie bisher gerne mit Ihrer Partnerin/Ihrem Partner in der Natur unterwegs und haben jetzt Scheu, sich allein auf den Weg zu machen. Sie könnten sich dann beispielsweise einem Wanderverein anschließen, den es in verschiedenen Regionen Deutschlands gibt. Oder Sie könnten auf dem Jakobsweg oder einem anderen Pilgerweg gemeinsam mit anderen oder allein unterwegs sein.

Ich will an dieser Stelle noch einmal das Symbol des Labyrinths aufgreifen, das ich Ihnen unter der »Labyrinthzeit®« im ersten Kapitel (siehe Seite 23 f.) vorgestellt habe. Sie sind suchend unterwegs auf dem Weg zur Mitte – zu Ihrer Mitte und damit vielleicht auch zu Gott, der im Mittelpunkt Ihres Lebens ist und sein möchte. Auf diese Mitte hin bewegen Sie sich zu mit jedem Schritt, den Sie gehen. Mitunter fühlen Sie sich mit einer Erfahrung, die Sie gemacht haben, oder etwas, das Sie erlebt haben, der Mitte ganz nahe. Dann wieder führt Sie der Weg in Ihrem Trauerlabyrinth weiter nach außen. Bis Sie dann fast unvermittelt im Zentrum ankommen, vielleicht zu einem Zeitpunkt, an dem Sie es am wenigsten vermutet hätten.

DAS TRÖSTLICHE AM SYMBOL DES LABYRINTHS IST: ES IST KEIN IRRGARTEN. SIE DÜRFEN MIT ZUVERSICHT LOSGEHEN UND WISSEN: SIE WERDEN DEN WEG FINDEN.

Das tröstliche am Symbol des Labyrinths ist: Es ist kein Irrgarten. Sie dürfen mit Zuversicht losgehen und wissen: Sie werden den Weg finden. Sie werden viele Kehren und Wendungen unter Ihre Füße nehmen, die sich bisweilen wie Sackgassen anfühlen mögen, aber Sie dürfen gewiss sein: Sie werden ankommen, bei sich und auch bei Gott. Mit dieser Zuversicht können Sie Verschiedenes ausprobieren, manches beibehalten, anderes verwerfen und so immer mehr ein Gespür für Ihre eigene Mitte entwickeln.

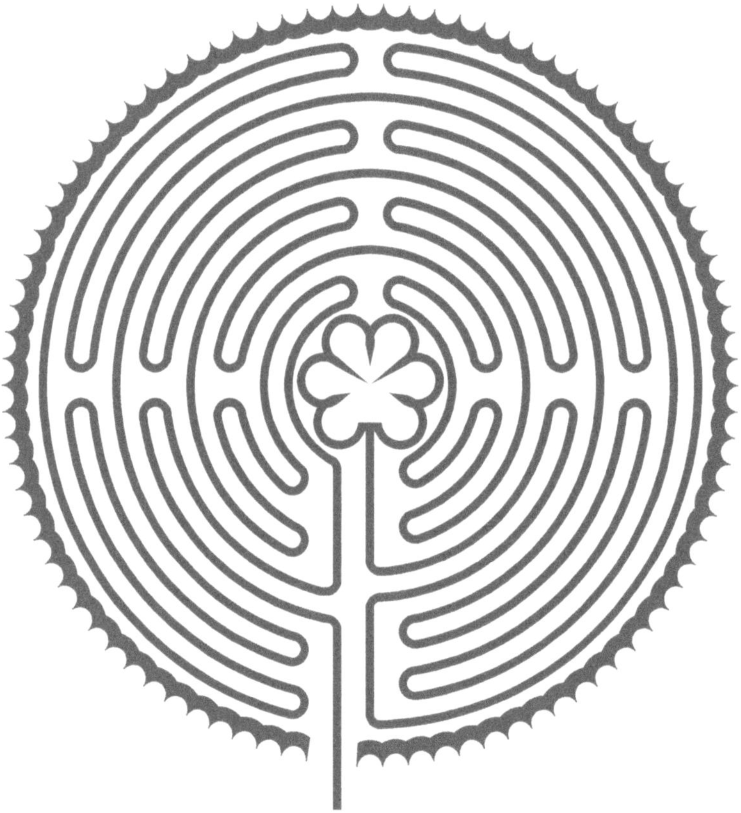

Vielleicht gibt es in Ihrer Nähe ein Labyrinth, das Sie begehen können. In einer Kirche, im freien Gelände auf Gartenschauen, Besinnungswegen … Gehen Sie ganz bewusst Ihren Weg zur Mitte hin und wieder heraus.

Wenn Sie kein begehbares Labyrinth in Ihrer Nähe finden, können Sie sich das Labyrinth von Chartres auf Papier ausdrucken und mit dem Finger oder Stift nachfahren. Sie werden Ihren Weg durch Unsicherheit und Verwirrung finden und sich selbst neu entdecken.

MEDITATIONSIMPULS

Dieses Gedicht schrieb Dietrich Bonhoeffer während seiner Inhaftierung durch die Nazis. Er schrieb diesen Text in seiner speziellen Situation, aber auch uns als Trauernde bewegt diese Frage zutiefst: Wer bin ich? Wer bin ich jetzt nach diesem Verlust in meinem Leben?

Wer bin ich?

Wer bin ich? Sie sagen mir oft,
ich träte aus meiner Zelle
gelassen und heiter und fest
wie ein Gutsherr aus seinem Schloss.

Wer bin ich? Sie sagen mir oft,
ich spräche mit meinen Bewachern
frei und freundlich und klar,
als hätte ich zu gebieten.

Wer bin ich? Sie sagen mir auch,
ich trüge die Tage des Unglücks
gleichmütig, lächelnd und stolz,
wie einer, der Siegen gewohnt ist.

Bin ich das wirklich, was andere von mir sagen?
Oder bin ich nur das, was ich selbst von mir weiß?
Unruhig, sehnsüchtig, krank, wie ein Vogel im Käfig,
ringend nach Lebensatem, als würgte mir einer die Kehle,
hungernd nach Farben, nach Blumen, nach Vogelstimmen,
dürstend nach guten Worten, nach menschlicher Nähe,
zitternd vor Zorn über Willkür und kleinlichste Kränkung,
umgetrieben vom Warten auf große Dinge,
ohnmächtig bangend um Freunde in endloser Ferne,
müde und leer zum Beten, zum Denken, zum Schaffen,
matt und bereit, von allem Abschied zu nehmen?

Wer bin ich? Der oder jener?
Bin ich denn heute dieser und morgen ein anderer?
Bin ich beides zugleich? Vor Menschen ein Heuchler
und vor mir selbst ein verächtlich wehleidiger Schwächling?
Oder gleicht, was in mir noch ist, einem geschlagenen Heer,
das in Unordnung weicht vor schon gewonnenem Sieg?

Wer bin ich? Einsames Fragen treibt mit mir Spott.
Wer ich auch bin, Du kennst mich,
Dein bin ich, o Gott! [34]

Ich lese den Text mehrmals laut durch.

Ich unterstreiche die Worte/Sätze, die mich spontan ansprechen oder aufhorchen lassen. Wo erkenne ich mich in meinem Erleben in diesen Beschreibungen wieder? Wo erlebe ich meine Situation aber auch ganz anders?

Wer bin ich? Einsames Fragen treibt mit mir Spott.
Wer ich auch bin, Du kennst mich,
Dein bin ich, o Gott!

Was schwingt für mich in diesem »*Dein bin ich, o Gott!*« mit?
Trost – aus dieser Hand kann mich niemand reißen, hier kann ich mich bergen.
Hingabe – Herr, mein Leben ist in Deiner Hand, ich vertraue mich dir an, oder …

Ich lasse mir Zeit, um in einer doppelten Aufmerksamkeit auf mein Inneres und auf Gott zu hören.
Was sind meine inneren Herzensregungen? Worüber möchte ich mit Gott ins Gespräch kommen? Wenn mich nichts betrifft – in der Stille vor Gott ausharren und ihm mein Herz hinhalten.

Ich bringe meinen Dank, meine Bitte, meine Klage vor ihn.

Ich beende meine Gebetszeit mit einem Vaterunser, einer Geste oder …

9 |

ICH IN MEINEN BEZIEHUNGEN

Alles wirkliche Leben ist Begegnung.
Wenn wir uns auf Begegnungen nicht mehr einlassen,
verlieren wir einen entscheidenden Bestandteil unseres Lebens.
Es ist, als würden wir aufhören zu atmen.

Martin Buber[35]

RÜCKZUG: DAS BEDÜRFNIS NACH SCHUTZRAUM

Unsere Trauer wirkt auch in unsere Beziehungen hinein. Unsere Bedürfnisse verändern sich in der Trauer. Vielleicht haben Sie das Bedürfnis nach einem größeren Schutzraum, um Ihren Gefühlen freien Lauf zu lassen, und ziehen sich von anderen Menschen zurück. Sie fühlen sich dünnhäutig und die Gemeinschaft mit anderen bringt Sie schnell an die Grenzen Ihrer Belastbarkeit. Sie haben nicht die innere Spannkraft, jetzt auch noch vom Leid der anderen zu hören. Manchmal ist es nicht nur das Leid der anderen, das wir nicht ertragen können, sondern auch die scheinbare Banalität der Themen, die unsere Mitmenschen beschäftigen, im Kontrast zu unserer eigenen existenziellen Herausforderung.

So zu fühlen ist angemessen und legitim. Gönnen Sie sich Zeiten des Rückzuges, wenn Sie diese brauchen. Sagen Sie Ihren Angehörigen und Freunden, dass Sie Zeit für sich brauchen. Scheuen Sie sich nicht, Einladungen und Kontaktangebote abzulehnen. Sie dürfen sich die Freiheit nehmen, dies zu tun. Wenn es für Sie stimmig ist, können Sie Ihr Gegenüber auch bitten, Sie zu einem anderen Zeitpunkt aber gerne wieder zu fragen. Damit schlagen Sie nicht die Türe vor der Nase zu, sondern öffnen sie für weitere Kontaktangebote. Sie signalisieren damit auch für die anderen, dass auch sie gerne ehrlich sagen dürfen, wenn eine Kontaktanfrage von ihrer Seite nicht passt.

Viele Trauernde sagen Sätze wie diese: »Ich möchte manchmal am liebsten gar niemand aus meinem Freundeskreis sehen. Es tut so furchtbar weh, die anderen Paare zu sehen, die einander noch haben, und ich muss allein weiterleben. Ich erschrecke über mich selbst und schäme mich zu sagen, dass ich unglaublich neidisch bin auf die anderen. Ich will nicht, dass ich diese hässlichen Gefühle meine Freunde spüren lasse. So kenne ich mich gar nicht. Deshalb ziehe ich es vor, für mich zu bleiben.«

Sind Ihnen solche Gedanken und Reaktionen vertraut? Vielleicht haben Sie sich bisher nicht getraut diese Gefühle und Gedanken jemandem anzuvertrauen. Es tut gut, wenn Sie es wagen, sich vor vertrauenswürdigen Menschen zu öffnen. Sie müssen sich nicht selbst verurteilen für Ihr Empfinden, sondern können es als einen Teil Ihrer Trauerarbeit einordnen. Trauern ist ein innerer Weg, die neue Lebensrealität annehmen zu lernen. Neid und Scham sind Gefühle, die eine Zeit lang zu Ihnen gehören können, bis Sie sich selbst und Ihre innere Mitte wiedergefunden haben. Je mehr Sie sich das selbst zugestehen, desto freier werden Sie sich auch in Ihren Beziehungen öffnen oder sich zurückziehen – je nachdem, was Sie brauchen.

NÄHE: DIE SEHNSUCHT NACH VERBUNDENHEIT

Vielleicht empfinden Sie gerade weniger ein Bedürfnis nach Schutzraum und Ruhe als vielmehr eine große Sehnsucht nach Nähe zu Menschen – jetzt nur nicht allein sein müssen. Sie möchten reden über das, was Sie erlebt haben, über Ihren verstorbenen Menschen, Ihre Fragen und Zweifel, Ihre Zukunftsängste.

Oft hoffen und warten wir als Trauernde, dass uns unsere Angehörigen und Freunde einen Gesprächsraum eröffnen, sich uns zuwenden, uns nach unserem Befinden fragen und auch zuhören. Manchmal wünschen wir uns auch gar kein großes Gespräch, sondern dass die anderen einfach nur da sind und uns da sein lassen mit unserer Trauer. Ohne uns zu schnell trösten zu wollen mit etwaigen Erklärungsversuchen.

Wenn Ihre Freunde Sie nicht aus sich selbst heraus fragen, dann scheuen Sie sich nicht, Ihnen zu sagen, was Sie brauchen.

Oft gibt uns unser Körper Signale, die uns auf unsere Bedürfnisse aufmerksam machen. Da sind die Signale für die ganz basalen Bedürfnisse wie: Hunger (Nahrung), Durst (Flüssigkeit), Müdigkeit (Schlaf, Erholung), Unruhe (Bewegung) und vieles mehr. In unserem Körper können wir aber auch wahrnehmen lernen, ob wir im Einklang mit uns selbst sind und handeln. Es lohnt sich, dafür Achtsamkeit zu entwickeln. Lernen Sie, aufmerksam zu sein, in welchen Situationen Sie befreiter durchatmen können. Durch welche Beziehungen erleben Sie ein wenig mehr Zuversicht und Hoffnung in Ihrem Leben und wo macht sich das in Ihrem Körper bemerkbar?

IN UNSEREM KÖRPER KÖNNEN WIR ABER AUCH WAHRNEHMEN LERNEN, OB WIR IM EINKLANG MIT UNS SELBST SIND UND HANDELN. ES LOHNT SICH, DAFÜR ACHTSAMKEIT ZU ENTWICKELN.

BEGEGNUNGEN WAGEN

Die Mitmenschen sind oft unsicher oder fühlen sich Trauernden gegenüber hilflos. Was soll ich sagen? Wie mich verhalten?

Aus Angst, etwas Falsches zu tun oder zu sagen, wird der Kontakt oft gemieden oder bleiben Unterhaltungen an der Oberfläche. Das kann Sie als Trauernde sehr verletzen. Manchmal hat diese Zurückhaltung gar nichts mit Ihnen persönlich zu tun. Vielmehr scheuen sich Menschen davor, im Kontakt mit Trauernden ihren Fragen und Ängsten im Zusammenhang von Sterben, Tod und Trauer – und somit ihrer eigenen Endlichkeit – zu begegnen.

Andererseits haben Sie als Trauernde vielleicht Angst, Sie seien eine Zumutung, oder Sie fürchten sich, wenn Sie sich erst einmal öffnen, von Ihren Gefühlen überflutet zu werden.

Es braucht Mut, Begegnung zu wagen! Mit der Zeit werden Sie ein gutes Gespür für sich und die Mitmenschen entwickeln. Sie werden merken, vor wem Sie sich mit Ihrer Trauer, Ihrem Schmerz und Ihren Tränen zeigen möchten und wer mit dieser Offenheit umgehen kann.

ES BRAUCHT MUT, BEGEGNUNG ZU WAGEN! MIT DER ZEIT WERDEN SIE EIN GUTES GESPÜR FÜR SICH UND DIE MITMENSCHEN ENTWICKELN.

Wenn wir uns trauen, können wir die Erfahrung machen, dass wir gesehen, unterstützt und getragen werden. Sie sind mit Ihrer Trauer nicht nur Zumutung! Sie sind mit Ihrer Trauer auch Einladung. Einladung zu mehr Echtheit und Tiefe in der Beziehung und zu einem veränderten Blick auf das Leben.

Wir alle haben bewusste und unbewusste, ausgesprochene und unausgesprochene Erwartungen an die anderen. In Trauerbegleitgesprächen kommen oft die Enttäuschungen über die Reaktionen der Mitmenschen zum Ausdruck. Sie können sich in Traurigkeit, aber auch in Wut oder Ohnmachtsgefühlen äußern: »Ich ärgere mich über meine Freunde! Muss ich als Trauernde meine Not immer selbst ins Gespräch bringen und um Hilfe bitten? Warum kommen die anderen nicht von sich aus auf die Idee, mich zu fragen oder mich zu unterstützen?« »Warum kommt mein Sohn/meine Tochter/meine Freundin nicht einfach spontan auf einen Besuch vorbei und fragt mich, wie es mir geht?« »Warum wechselt das befreundete Paar einfach die Straßenseite, wenn sie mich kommen sehen?«

Aber auch das Umgekehrte passiert. Vielleicht geht es Ihnen auch so, dass die ganzen Hilfsangebote und Zuwendungen Ihnen schlichtweg zu viel sind. Es kann auch überfordern, ständig von Menschen umgeben zu sein, die sich besorgt um einen kümmern wollen.

Wir sind als Trauernde oft über uns selbst erstaunt oder verunsichert: »So kenne ich mich gar nicht. Ich weiß gar nicht mehr, was ich brauche und mir guttut.« Dann wieder gibt es Momente, in denen wir ganz klar spüren und benennen können: Das hat mir jetzt gutgetan; dies oder jenes wünsche ich mir; das bräuchte ich jetzt.

Seien Sie barmherzig mit sich – so ist das im Moment bei Ihnen durch die Trauer. In dem Maße, wie Sie lernen, Ihre Bedürfnisse wahr- und anzunehmen und sie offen zu äußern, ist auch die Wahrscheinlichkeit größer, dass Sie auf Menschen treffen, die Ihnen hilfreich entgegenkommen. Je nachdem, wie sich Ihre Beziehungen diesbezüglich vor der Trauersituation gestaltet haben, wird der Lernprozess mehr oder weniger intensiv sein. Waren Sie zum Beispiel zeitlich und kräftemäßig durch die Pflege Ihres Angehörigen gebunden, kann es sein, dass sich Beziehungen mit der Zeit verloren haben. Das kann bedeuten, dass Sie jetzt nach dem Tod Ihres Angehörigen erst wieder einen neuen Freundes- und Bekanntenkreis aufbauen müssen oder Zeit brauchen, um an alte Bekanntschaften anzuknüpfen. Manche Paarbeziehungen sind von vornherein nicht so sehr nach außen orientiert, sondern eher auf gemeinsame Paarzeiten angelegt gewesen. Auch hier braucht es viel Mut, sich jetzt neu zu orientieren.

So wie Sie sich selbst mit sich nicht mehr auskennen, geht es vielleicht auch Ihren Verwandten und Angehörigen, Freunden und Bekannten. Sie sind mitbetroffen von diesem Verlust. Auch sie haben einen Menschen verloren, den sie kannten und der ihnen mehr oder weniger nahestand. Auch sie hat die Trauer verändert. Beide Seiten, Sie und die anderen, befinden sich in einer veränderten Situation. Der Verstorbene fehlt und jeder der Zurückgebliebenen findet sich in einer neuen inneren und äußeren Konstellation wieder. Sie können sich das wie ein Mobile mit vielen Einzelteilen vorstellen. Wird ein Teil des Mobiles herausgeschnitten, gerät das gesamte Mobile aus dem Gleichgewicht. Es braucht eine Neujustierung der einzelnen Teile, um wieder zu einer neuen Balance zu finden. Das braucht Zeit und emotionale Auseinandersetzung. Es hilft, wenn wir uns ehrlich austauschen können und uns gegenseitig mit viel Barmherzigkeit und Wohlwollen begegnen lernen und nicht jedes Wort und jede Reaktion auf die Goldwaage legen.

Beziehungsnetzwerke sortieren sich neu in Trauerzeiten. Manche Beziehungen verlaufen sich, weil das, was bisher wichtig war, nicht mehr gelebt werden kann. Wenn ein Paar mit einem befreundeten Paar hauptsächlich Zeit verbrachte, um gemeinsam tanzen zu gehen, und dann fehlt plötzlich ein Partner, kann auch das Verbindende nicht mehr gelebt werden. Manche Beziehungen halten das aus und passen sich der veränderten Situation an. Das ist ein kostbares Geschenk! Andere Beziehungen verlaufen sich oder gehen in die Brüche. Das tut weh – keine Frage.

Es gibt auch komplizierte Beziehungen, die Sie schon ohne Ihre Trauer als kompliziert erlebt haben, aber mit der Trauer werden sie jetzt unerträglich. Dann braucht es viel Mut zur Ehrlichkeit auch uns selbst gegenüber. Manche Beziehung wird besser beendet, als dass sie uns unsere letzte Kraft kostet.

WERFEN SIE IHR VERTRAUEN NICHT WEG, DASS ES MENSCHEN GEBEN WIRD, FÜR DIE ES EINE BEREICHERUNG IST, MIT IHNEN BEFREUNDET ZU SEIN, SIE ZU KENNEN.

Die Herausforderung bei allen Veränderungen in Beziehungen ist jetzt, nicht bei der Enttäuschung darüber stehen zu bleiben und zu resignieren, sondern zu vertrauen, dass sich dafür andere Beziehungen vertiefen und echter werden oder auch ganz Neues geschenkt werden kann. Werfen Sie Ihr Vertrauen nicht weg, dass es Menschen geben wird, für die es eine Bereicherung ist, mit Ihnen befreundet zu sein, Sie zu kennen.

TRAUER UNTERSCHIEDLICH LEBEN

Wenn Menschen innerhalb einer Familie ganz unterschiedlich mit ihrer Trauer umgehen, kann das oft zu Missverständnissen, Streit und womöglich auch zu Trennungen führen.

Da kann eine Ehefrau ihrem Mann vorwerfen, dass er ja gar nicht wirklich um das verlorene Kind trauere, wenn er nach drei Wochen Krankschreibung wieder zur Arbeit geht und seine Trauer mehr mit sich selbst ausmacht, als sein Inneres nach außen zu bringen. Sie gibt im Gegensatz zu ihm ihren Gefühlen Ausdruck, möchte mit ihm über das Kind reden, lässt ihren Tränen freien Lauf und sucht sich Unterstützung.

Die anderen Kinder der Familie wollen nicht, dass die Mama noch länger traurig ist, und versuchen so tapfer wie möglich zu sein, um die Mama zu schützen. Die Trauer der Kinder zeigt sich vielleicht in schlechter werdenden Schulleistungen oder anderen Verhaltensauffälligkeiten, die zunächst gar nicht unbedingt als Trauerreaktionen eingeordnet werden.

Kommt Ihnen das bekannt vor – dieses Unverständnis oder Unbehagen aufgrund der Reaktionen Ihrer restlichen Familienmitglieder auf einen Verlust? Wenn es Ihnen gelingt, zunächst stehen zu lassen, was sich zeigt – in Ihrer eigenen Reaktion und der der anderen –, und es als den momentan möglichen Ausdruck der Trauer zu würdigen, ist schon viel gewonnen. Wenn Sie es schaffen, nach dem jeweiligen positiven Beitrag für das Gesamtfamiliensystem zu fragen und diesen, wenn möglich, wertschätzend anzuerkennen, kann eine vertrauensvolle Atmosphäre zwischen Ihnen entstehen. Im Idealfall werden Sie merken, wie jede und jeder auf seine Art und Weise einen wichtigen Aspekt der Trauer für die gesamte Familie lebt.

Der Vater hält durch seine Berufstätigkeit die materielle Versorgung der Familie aufrecht und sichert das alltägliche Überleben. Die Mutter in ihrer Art, über das verstorbene Kind reden zu wollen, pflegt den Erinnerungsschatz und gibt dem verstorbenen Kind damit einen bleibenden Platz innerhalb der Familie. Die Kinder machen auf ihre Art auf sich und ihre Bedürfnisse aufmerksam. Hoffentlich erkennen ihre Erzieherinnen, Lehrer und Freunde die dahinter liegende Not und können ihr angemessen hilfreich begegnen.

Wenn Sie merken, dass es Ihnen schwerfällt, die ganz andere Trauer Ihrer Familienmitglieder stehen zu lassen, oder dass Sie sich selbst ständig infrage gestellt fühlen durch die anderen, kann es hilfreich sein, sich Unterstützung von außen zu holen.

Es kann »not-wendig« sein, wenn sich in unserem Beispiel die Mutter einer Trauergruppe anschließt und dort Raum und offene Ohren fürs Gespräch und ihre Gefühle findet, die sie dort auch ausdrücken darf. Es kann entlastend sein, wenn sie dieses nicht mehr nur von ihrem Mann erwartet. Das kann den Ehemann befreien von der gefühlten Last, der »Starke« sein zu müssen, sodass er vielleicht sogar seine Gefühle mehr zulassen und zeigen kann. Wenn die Kinder in ihrer Trauer und Sorge wahrgenommen werden von einer wertschätzenden Person, bei der sie keine Angst haben müssen, dass sie diese zu sehr belasten, können sie sich mehr zeigen mit ihrer Trauer, ihren Ängsten und Sorgen.

Die Rollen dieser Beispielgeschichte könnten auch ganz anders verteilt sein. Die Frau könnte sich nach außen leistungsstark und gefasst zeigen, während der Mann sich weiter krankschreiben lässt, weil er seinen beruflichen Verpflichtungen noch nicht nachgehen kann. Die Kinder könnten die sein, die ihren Gefühlen unzensiert und frei Ausdruck geben. Es geht darum, akzeptieren zu lernen, dass alles, was sich innerhalb eines Familiensystems an Trauerreaktionen zeigt, für die Betroffenen die für den Moment mögliche Form ist, ihre Trauer zu leben. Erst bei genauerem Hinsehen in einer Atmosphäre des Wohlwollens kann sich der jeweilige Sinn erschließen und können vielleicht auch neue Bewältigungsformen entdeckt werden.

Der »Segen der Trauernden« von Marie-Luise Wölfing greift einige Aspekte dessen auf, was vielleicht auch Ihnen in Ihren Beziehungen guttut:

Segen der Trauernden

Gesegnet seien alle,
die mir jetzt nicht ausweichen.
Dankbar bin ich für jeden,
der mir einmal zulächelt
und mir seine Hand reicht,
wenn ich mich verlassen fühle.

Gesegnet seien die,
die mich immer noch besuchen,
obwohl sie Angst haben,
etwas Falsches zu sagen.

Gesegnet seien alle,
die mir zuhören,
auch wenn das,
was ich zu sagen habe,
sehr schwer zu ertragen ist.

Gesegnet seien alle,
die mir erlauben
von dem Verstorbenen zu sprechen.
Ich möchte meine Erinnerungen
nicht totschweigen.
Ich suche Menschen,
denen ich mitteilen kann,
was mich bewegt.

Gesegnet seien alle,
die mich nicht ändern wollen,
sondern geduldig so annehmen,
wie ich jetzt bin.

Gesegnet seien alle,
die mich trösten
und mir zusichern,
dass Gott mich nicht verlassen hat.[36]

Vielleicht möchten Sie Ihren eigenen Segen formulieren für die Menschen in Ihrem Umfeld. Was möchten Sie ihnen gerne sagen? Was tut Ihnen gut? Ist es die praktische Hilfe: der Rasen, der gemäht wird; die Einkäufe, die für Sie gemacht werden; die Blumen vor der Tür oder der Kuchen am Sonntag …?

Was tut Ihnen gut an der Art, wie Ihnen jemand vermittelt: Ich denke an Dich? Das könnte ein Anruf sein, Post im Briefkasten, eine Umarmung, eine Einladung, eine Aufforderung zum Erzählen …

Im Nachdenken und Formulieren Ihres persönlichen Segens kann ein Gefühl von Dankbarkeit und Wertschätzung wachsen für die Menschen, mit denen Sie umgeben sind. Wenn es Ihnen gelingt, dieser Wertschätzung Ausdruck zu geben, sei es im Gespräch, einer Geste oder etwas anderem, das für Sie stimmig ist, kann das zum kostbaren Geschenk für Ihre Freunde und Verwandten werden.

MEIN BEZIEHUNGSNETZ

Wenn wir uns dünnhäutig und verlassen erleben, entsteht leicht das Gefühl, dass uns nicht nur unser Verstorbener verlassen hat, sondern dass wir von allen verlassen und vergessen sind. Um dem entgegenzuwirken, kann es Ihnen guttun, sich bildlich vor Augen zu führen, mit welchen Menschen Sie auf unterschiedliche Weise verbunden sind.

Ich lade Sie ein: Nehmen Sie ein großes Blatt Papier zur Hand. Sie können das Blatt zweimal falten, sodass Sie vier Felder haben. In die Mitte schreiben Sie »Ich« oder Ihren Namen.

- Dann können Sie zum Beispiel in das erste Feld oben rechts »Familie« schreiben. Darunter listen Sie alle Namen aus Ihrer Familie und Verwandtschaft auf, zu denen Sie in irgendeiner Form in Beziehung stehen. Auch wenn der Kontakt nur sporadisch oder lose ist.
- In das zweite Feld können Sie, wenn Sie noch berufstätig sind, Ihre Arbeitskollegen, Teammitglieder, Vorgesetzten, Klienten, Kunden usw. aufführen. Falls Sie schon im Ruhestand sind, tragen Sie ehemalige Arbeitskollegen usw. ein, mit denen Sie noch in Kontakt sind. Als Familienfrau können Sie die Menschen eintragen, mit denen Sie über Kindergarten oder Schule in Kontakt sind.
- In das dritte Feld können Sie Ihre Freunde und Bekannten auflisten.
- Im vierten Teil all die Menschen, die Ihnen in Ihrem Alltagsleben begegnen. Das könnten die Nachbarn sein, der Briefträger, die Bäckereiverkäuferin, die Menschen, die Sie auf dem Friedhof treffen, Ihr Arzt, Ihr Pfarrer oder die Menschen, die Ihnen im Gottesdienst, Hauskreis begegnen …

Wenn Sie Ihr Blatt jetzt so anschauen, wie geht es Ihnen damit? Sind Sie erstaunt, dass es doch so viele Menschen gibt, mit denen Sie auf die eine oder andere Weise verbunden sind? Oder sind Sie erschüttert ob der Leere, die sich auf Ihrem Blatt wiederfindet?

In einem nächsten Schritt könnten Sie überlegen: Welche Beziehungen tun mir gut? Von welchen fühle ich mich ermutigt, gestärkt, unterstützt, getröstet oder inspiriert?

Welche könnte ich noch intensivieren und ausbauen? Heben Sie alle Beziehungen, die Ihnen guttun, in Farbe hervor.

Welche tun Ihnen aber auch gar nicht gut oder rauben Ihnen Kraft? Unterstreichen Sie diese in einer anderen Farbe. Können Sie sich vorstellen, dass in diesen Beziehungen Veränderung möglich wäre? Wie könnte ein nächster kleiner Schritt zur Veränderung aussehen? Bräuchte es ein klärendes ehrliches Gespräch darüber, was schwierig ist? Oder ist ein inneres Verzeihen von alten Verwundungen dran? Bräuchte es einen klaren Abstand und Schutzraum? Nehmen Sie sich Zeit, Ihrem Bedürfnis nachzuspüren! Sie können und müssen nicht alles auf einmal verändern und in Angriff nehmen, aber Sie können sich den einen oder anderen konkreten Schritt vornehmen und entsprechend handeln. Dabei werden Sie merken, wie es Ihnen guttut, darin positive Erfahrungen zu machen.

Wenn Sie über die Leere erschrocken sind, bleiben Sie dabei nicht stehen. Überlegen Sie anhand Ihrer Möglichkeiten, wo und wie Sie sich neue Beziehungen erschließen könnten. Gäbe es die Möglichkeit, sich einer Trauergruppe oder einem Trauercafé anzuschließen? Das wäre eine gute Gelegenheit, andere Mitbetroffene kennenzulernen. Oft entwickeln sich daraus nette Kontakte und Freundschaften, in denen nicht nur die Trauer, sondern Leben geteilt wird. Im weiteren Verlauf Ihres Trauerweges können das auch andere Gruppen und Vereine sein, die sich als Beziehungsplattform anbieten: Das kann ein Chor sein, ein Wanderverein oder die Landfrauen, ein Ehrenamt oder etwas ganz anderes.

Unterschätzen Sie die kleinen Alltagskontakte nicht. Auch wenn Sie diesen Menschen keinen ganz tiefen Blick in Ihr Inneres gewähren, sondern Ihre Unterhaltung sich eher an der Oberfläche bewegt, sind diese Menschen wichtig! Sie als Trauernde sind nicht nur Ihre Trauer, sondern noch so viel mehr. Sie bleiben Kundin/Kunde, Mitbewohnerin/Mitbewohner, Nachbarin/Nachbar, Dienstleistungsempfängerin/-empfänger ... Die Liste ließe sich noch lange fortsetzen. Alle diese Begegnungen lassen Sie spüren, dass Sie am Leben sind, und vermitteln Ihnen ein Stück Normalität.

MEDITATIONSIMPULS

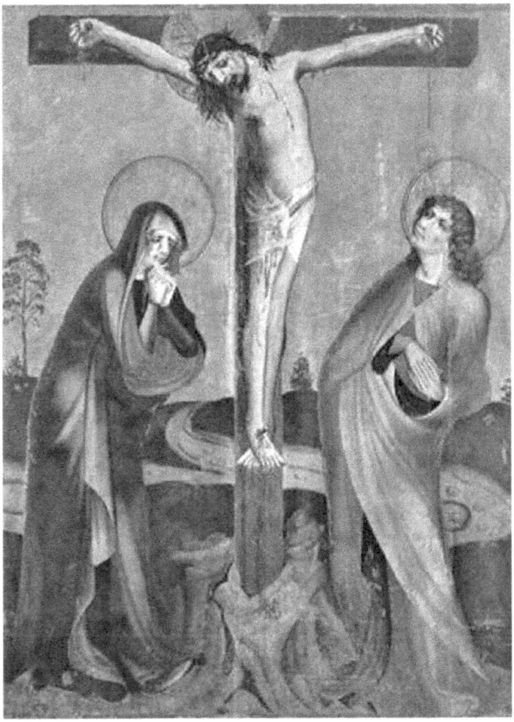

Meister der Augustiner-Kreuzigung: Kreuzigung Christi mit Maria und Johannes dem Evangelisten um 1400, Holz, 180 × 139 cm, München, Bayerisches Nationalmuseum [37]

In der Nähe des Kreuzes standen die Mutter von Jesus und ihre Schwester sowie Maria, die Frau von Klopas, und Maria Magdalena. Als Jesus seine Mutter dort neben dem Jünger stehen sah, den er lieb hatte, sagte er zu ihr: »Frau, das ist jetzt dein Sohn.« Und zu dem Jünger sagte er: »Das ist nun deine Mutter.« Von da an nahm der Jünger sie zu sich in sein Haus.

Johannes 19,25-27

Ich lasse das Bild im Gesamten auf mich wirken.
Was spricht mich an – berührt mich?
Ich finde meinen Platz in diesem Bild: Bin ich im Hintergrund als Beobachterin/Beobachter? Fühle ich mich von einer der Personen angezogen und will mich in sie hineinversetzen?
Was bewegt mich dabei?

Ich lausche den Worten Jesu aus dem Text:
Er sieht die Trauer seiner Mutter und des Jüngers, den er lieb hatte; er sorgt sich um die beiden und stiftet unter ihnen Beziehung, indem er sie aufeinander verweist.

Kann ich erahnen, wie auch Jesus für mich
Beziehungen stiften will?
Wer sind die Menschen, die mir Rückhalt,
Heimat und Gegenüber sein wollen und können?

entsteht. Der »sense of coherence (SOC)«, im Deutschen meistens mit »Kohärenzgefühl« übersetzt, ist hierbei der zentrale Faktor für ihre Gesundheit.

Das von ihm beschriebene Kohärenzgefühl setzt sich aus drei wichtigen Komponenten zusammen:

1) Verstehbarkeit
2) Gefühl von Bedeutsamkeit oder Sinnhaftigkeit
3) Handhabbarkeit[39]

Menschen, die aus einer leidvollen Situation psychisch und physisch gesund hervorgehen, haben das innere Vertrauen entwickelt, dass das Leben nicht einfach nur eine chaotische Ansammlung von unregulierbaren und nicht bewältigbaren Umständen ist, sondern dass wir in allem Leid darum ringen können, die Situation einzuordnen, zu strukturieren und mit bestem Wissen und Können zu gestalten (Verstehbarkeit).

Es ist das Vertrauen, dass das, was wir dazu brauchen, für uns verfügbar ist. Wir haben in uns Fähigkeiten und Weisheit und wir können äußere Ressourcen mobilisieren und darauf zurückgreifen. Sei es durch die Unterstützung anderer Menschen oder durch den jeweils praktizierten Glauben. Es geht darum, vertrauen zu lernen, dass die eigenen (inneren und äußeren) Ressourcen reichen werden, um mit dem Leid umzugehen (Handhabbarkeit).

Es ist das Vertrauen, dass das, was auch immer daraus erwachsen wird, eine Bedeutung und einen Sinn für unser Leben hat – auch wenn wir diesen nicht sofort als solchen erkennen können (Bedeutsamkeit oder Sinnhaftigkeit).[40]

Wenn Sie jetzt denken: »Das mag für andere gelten, aber ich habe dieses Vertrauen nicht«, will ich Sie ermutigen, sich selbst und dem Leben einen Vorschuss an Vertrauen zu geben!

In einer akuten Verlustsituation ist das, was jetzt zunächst am meisten Sinn macht, unseren Verlust zu überleben und zu betrauern! In uns allen, auch in Ihnen, ist die zutiefst menschliche Fähigkeit angelegt zu trauern. Manchmal ist die Fähigkeit aus unterschiedlichen Gründen in uns verschüttet und wir brauchen die Ermutigung durch andere, uns zu trauen, der Trauer Ausdruck zu geben. Sie dürfen glauben, dass es sinnvoll ist, Ihre Trauer so zu leben, wie Sie diese in sich spüren. Ihre Trauer hilft Ihnen, mit Ihrem Verlust umzugehen und ihn dadurch Stück für Stück in Ihr Leben zu integrieren. Wenn Sie Ihrem Schmerz Raum und Ausdruck geben, kann auch gerade daraus neue Lebensfreude und neuer Lebenssinn wachsen. Das Leben ist anders geworden, ja – aber Sie werden entdecken, dass es lebenswert bleibt und auch wieder schön werden kann.

IN EINER AKUTEN VERLUSTSITUATION IST DAS, WAS JETZT ZUNÄCHST AM MEISTEN SINN MACHT, UNSEREN VERLUST ZU ÜBERLEBEN UND ZU BETRAUERN!

Sinnhaftigkeit bedeutet in diesem Kontext nicht, dass ich unbedingt Sinnerklärungen für das Sterben an sich finden muss. Es gibt ganz oft keine Antwort auf das Warum unseres Leidens. Das Morden des Naziregimes war nur barbarisch und menschenunwürdig. Darin liegt nichts Sinnvolles. Aber dass Menschen selbst unter solchen Umständen Menschen geblieben und nicht dauerhaft verbittert und krank geworden sind, dass es selbst unter solchen Umständen neben allem Grauen auch Beispiele von Mitmenschlichkeit gab, das zeigt etwas von der Freiheit und Fähigkeit des Menschen, sich nicht vom Bösen beherrschen zu lassen. Das kann vielleicht auch Ihnen heute Ermutigung sein, nicht dauerhaft an Ihrem Leid verzweifeln zu müssen, sondern auf Ihre von Gott gegebenen Fähigkeiten und Gaben zu vertrauen. Sie werden Ihren Weg durch Trauer und Schmerz gehen können und neuer Sinn wird sich im Gehen für Sie erschließen.

WILLE ZUM SINN

»... trotzdem Ja zum Leben sagen: Ein Psychologe erlebt das Konzentrationslager«[41] lautet der Titel eines Buches von dem Wiener Psychiater Viktor Frankl. Ein – wie ich finde – ermutigendes Buch, das mir eine Freundin kurz nach dem Tod meines Mannes geschenkt hat, verbunden mit dem Wunsch, dieses »trotzdem Ja« zu leben und neuen Sinn für mich zu finden. Viktor Frankl hat in den 1930er-Jahren einen neuen Ansatz in der Psychotherapie begründet: die sogenannte »Logotherapie und Existenzanalyse«. Darin geht es um die Wichtigkeit von Lebenssinn im Leben eines Menschen. »*... der Mensch müsse etwas oder jemand finden, für das oder den es sich zu leben lohnt. Er nannte dies den Willen zum Sinn.*«[42]

1940 wurden er und die meisten seiner Familienmitglieder ins Konzentrationslager deportiert. Er selbst hat vier solcher Lager überlebt. Gerade dort hat er die Erkenntnisse seiner Psychotherapieforschungen am eigenen Leib erfahren. Die Liebe zu seiner Frau und Familie und die Sehnsucht, diese nach dem Krieg wiederzusehen, halfen ihm, alle Kräfte für das Überleben zu mobilisieren. Auch die Vorstellung, eines Tages wieder in Freiheit seiner Arbeit nachgehen und auch die im Konzentrationslager gewonnenen Erkenntnisse lehrend und heilend an andere weitergeben zu können, gab ihm Überlebenswillen. Er zitierte oft den Satz von Friedrich Nietzsche: *»Wer ein Warum zu leben hat, erträgt fast jedes Wie.«*[43]

Nach seiner Entlassung wurde er mit der grausamen Realität konfrontiert, dass fast seine gesamte Familie umgebracht worden war. Es folgten schwierige Wochen, Monate und Jahre, in denen er sich nicht nur fragte, was er noch vom Leben zu erwarten habe, sondern sich als ein vom Leben Befragter sah.

Ich will einige Sätze aus dem oben genannten Buch für Sie zitieren:

Wir müssen lernen und verzweifelnde Menschen lehren, dass es eigentlich nie und nimmer darauf ankommt, was wir vom Leben noch zu erwarten haben, vielmehr lediglich darauf: was das Leben von uns erwartet! […] dass wir nicht einfach nach dem Sinn des Lebens fragen, sondern dass wir uns selbst als die Befragten erleben, als diejenigen, an die das Leben täglich und stündlich Fragen stellt – Fragen, die wir zu beantworten haben, indem wir nicht durch ein Grübeln oder Reden, sondern nur durch ein Handeln, ein richtiges Verhalten, die rechte Antwort geben […] Nie kann also der Sinn menschlichen Lebens allgemein angegeben werden, nie lässt sich die Frage nach dem Sinn allgemein beantworten – das Leben, wie es hier gemeint ist, ist nichts Vages, sondern jeweils etwas Konkretes, und so sind auch die Forderungen des Lebens an uns jeweils ganz konkrete. Diese Konkretheit bringt das Schicksal des Menschen mit sich, das für jeden ein einmaliges und einzigartiges ist. Kein Mensch und kein Schicksal lässt sich mit einem anderen vergleichen, keine Situation wiederholt sich. Und in jeder Situation ist der Mensch zu anderem Verhalten aufgerufen. Bald verlangt seine konkrete Situation von ihm, dass er handle, sein Schicksal also tätig zu gestalten versuche, bald wieder, dass er von der Gelegenheit Gebrauch mache, erlebend (genießend) Wertmöglichkeiten zu verwirklichen, bald wieder, dass er das Schicksal eben schlicht auf sich nehme.[44]

Das schreibt kein außenstehender distanzierter Psychiater als Appell, nach dem Motto: Entwickle nur die richtige Einstellung, dann kannst du alles überleben. Nein, das schreibt ein Selbstbetroffener aus dem Fundus seiner Beobachtungen über das, was ihm selbst und anderen geholfen hat, mit einer höllischen Situation umzugehen. Er berichtet in seinem Buch (das ich Ihnen sehr empfehlen möchte) auch von den vielen Fügungen, die er nicht selbst herbeiführen konnte, die ihm aber die Chance gaben zu überleben.

Frankl betont unsere Fähigkeit, als Menschen über uns selbst hinauszuwachsen und uns auf Menschen, Gott oder die Welt zu beziehen. Als Menschen zeichnet uns die Freiheit aus, wie wir uns zu etwas, das uns widerfährt, stellen. Diese Freiheit bedeutet gleichzeitig Verantwortung. Welche Antwort geben wir auf das, was uns widerfahren ist? [45]

Wir haben die Wahl, in welcher Einstellung und Haltung wir unsere Situation ertragen, verändern und gestalten. Das bedeutet nun nicht, dass alles nur von uns abhängt, wir die Bewältigung unseres Verlustes nur aus eigener Kraft schaffen müssten und könnten. Es geht vielmehr darum, achtsam zu sein für die kleinen Wunder, Begegnungen und Ermutigungen, die uns das Leben – und darin letztlich Gott – zuspielt und die wir aufnehmen und ergreifen können.

WIR HABEN DIE WAHL, IN WELCHER EINSTELLUNG UND HALTUNG WIR UNSERE SITUATION ERTRAGEN, VERÄNDERN UND GESTALTEN. DAS BEDEUTET NUN NICHT, DASS ALLES NUR VON UNS ABHÄNGT, WIR DIE BEWÄLTIGUNG UNSERES VERLUSTES NUR AUS EIGENER KRAFT SCHAFFEN MÜSSTEN UND KÖNNTEN. ES GEHT VIELMEHR DARUM, ACHTSAM ZU SEIN FÜR DIE KLEINEN WUNDER, BEGEGNUNGEN UND ERMUTIGUNGEN, DIE UNS DAS LEBEN – UND DARIN LETZTLICH GOTT – ZUSPIELT UND DIE WIR AUFNEHMEN UND ERGREIFEN KÖNNEN.

Viktor Frankl war praktizierender Jude und als solcher wird er von seinem Biografen Haddock Klingenberg in »Das Leben wartet auf Dich. Viktor & Elly Frankl« beschrieben. Frankl ist jemand, der sich *»einen unverbrüchlichen Glauben an eine gütige Vorsehung bewahrt – oder er wurde ihm geschenkt –, ein Urvertrauen, dass Gott ebenfalls leidet und tatsächlich zu unendlichem Leiden fähig ist – für uns, um unseretwillen, mit uns* *und neben uns.«*[46] Für Viktor Frankl waren die Worte des Propheten Jesaja (Jesaja 61,1-3) sehr bedeutsam. Sie bildeten die Grundlage für seine Hoffnung für die Zukunft.[47]

Auch unsere christliche Hoffnung ist gegründet in Gott, der Ursprung und Ziel allen Seins ist. Er verheißt uns Heil und Zukunft. Nicht nur in der zukünftigen Herrlichkeit, wenn unser Leben vollendet sein wird und wir ihn von Angesicht zu Angesicht sehen, sondern auch hier und heute kann uns diese Verheißung stärken, mit den Herausforderungen unseres Lebens umzugehen. Er ist mit Ihnen und will Ihnen Weisheit geben für Ihre anstehenden Entscheidungen. Sein Name, den er Mose am brennenden Dornbusch offenbart hat: *»Ich werde sein, der ich sein werde« (2. Mose 3,14; Lut 2017)*, will Ihnen Mut machen, Ihr Leben zu wagen im Vertrauen, dass Gott mit Ihnen geht bei jedem Schritt, den Sie tun.

AUCH MEIN LEBEN HAT SINN – VERSCHIEDENE ERFAHRUNGSBERICHTE

Eine Mutter, die ich in ihrer Trauer begleiten durfte, sagte einmal Folgendes zu mir:

> *Meine Kinder geben mir Halt. Ich liebe sie und bin für sie und ihr Leben verantwortlich. Sie ins Leben zu begleiten trotz und mit der Trauer um den Papa, ist für mich jetzt Aufgabe und Sinn.*

So wie diese Mutter habe ich es auch in meinem eigenen Leben erlebt. Zunächst ging es darum, mit dem Tod meines Mannes und des Vaters meiner Kinder leben zu lernen und Schritt für Schritt der Gegenwart und Zukunft ein Gesicht zu geben. Das Kostbarste, was mein verstorbener Mann für mich und diese Welt hinterlassen hat, sind unsere beiden Kinder. Für diese Kinder dem Leben mit Zuversicht entgegenzugehen und trotz allem und gerade deshalb Ja zum Leben zu sagen, war der unmittelbare Sinn meines Lebens. Ganz kleinteilig das Alltagsleben leben, Erziehungsarbeit leisten, Beziehungen pflegen, Entscheidungen treffen, Wege in die Zukunft bahnen mit Schul- und Berufswahl. Im Gehen dieses Weges sind mir weitere »Sinne« zugewachsen. Jetzt, wo die Kinder erwachsen sind und eigenständige Wege gehen, habe ich andere Möglichkeiten des Sinnerlebens entwickelt. Oder lassen Sie es mich anders sagen: Ich wurde mit neuen Sinnmöglichkeiten beschenkt.

Ein weiteres Beispiel dafür, wie Trauernde nach einem harten Schicksalsschlag versuchten neuen Sinn zu schöpfen, sind die Reaktionen nach dem Amoklauf von Winnenden am 11. März 2009.

In der offiziellen Trauerfeier nach dem Amoklauf haben Mitschülerinnen und Mitschüler der ermordeten Klassenkameradinnen und Klassenkameraden gedacht. Sie trugen selbst gestaltete Symbole zum Altar. Diese Symbole standen für die Lebensträume der verstorbenen Jugendlichen. Lebensträume, die sie in dieser Welt nicht mehr verwirklichen konnten.

Aber die hiergebliebenen Jugendlichen und Angehörigen der Verstorbenen wurden ermutigt, ihre Träume zu leben und die der Verstorbenen dabei mit zu integrieren. Es wurde aus der Rede von Martin Luther King (»Ich habe einen Traum«[48]) eine Vision gezeichnet von einer gerechteren und besseren Welt. Einer Welt, wie sie uns am Ende der Zeiten in der Offenbarung verheißen ist. Einer Welt, in der es keinen Hass, keine Gewalt, kein Leid mehr geben wird. Wir können heute anfangen, diesem Traum ein Gesicht zu geben.

Die Symbole und Worte waren zukunftsweisend. Aus »Ich *habe* einen Traum« wurde später »Ich *lebe* meinen Traum«. Das war sinnstiftend. Wenn schon die Mitschülerinnen und Mitschüler ihre

Träume nicht leben durften, so gaben die Zurückgebliebenen dem Hass und der Gewalt nicht das letzte Wort. Sie lebten und leben ihre Träume, die kleinen persönlichen und die großen gesellschaftlichen, und wirken mit an einer Welt, in der die Liebe siegt.

Schon bald nach dem Amoklauf von Winnenden haben sich betroffene Eltern, deren Kinder durch die Tat ums Leben kamen, zusammengetan, um das Aktionsbündnis »Amoklauf Winnenden« zu gründen. Das Aktionsbündnis wurde im November 2009 zu einer kirchlichen Stiftung »Gegen Gewalt an Schulen«, die 2010 mit einer Anerkennungsurkunde des Ministeriums für Kultus, Jugend und Sport als rechtsfähige kirchliche Stiftung des bürgerlichen Rechtes offiziell anerkannt wurde.

Die Stifter haben sich entschlossen, nach der verheerenden Tat gesellschaftliche Verantwortung zu übernehmen. Sie sehen ihre Aufgabe und ihren Beitrag darin: dass anderen Menschen ein solches Schicksal erspart bleibt und dass junge Menschen in einer Gesellschaft aufwachsen, in der Gewalt nicht akzeptiert wird. Sie arbeiten im Bereich Gewaltprävention an Schulen mit, setzen sich aktiv für die Sicherung der Aufbewahrung von Waffen ein, bringen sich in Bereichen des effektiven Jugendschutzes im Umgang mit modernen Medien ein und unterstützen Medienorganisationen zur Erarbeitung eines Verhaltenscodexes für den Umgang mit traumatisierenden Ereignissen.[49]

Unter großem Einsatz wurden und werden diese Ziele in Aktionen, Beratungen und Gesprächen mit Politikern in die Tat umgesetzt. Dazu ein Beispiel aus dem Jahr 2019: Am zehnten Jahrestag des Amoklaufs wurde in einem Festakt ein Buch an Ministerin Susanne Eisenmann überreicht, in dem ein Auszug von Beiträgen zum Thema Gewalt festgehalten ist, die Schülerinnen und Schüler landesweit zusammengetragen haben. Dieses Buch kann von verschiedenen Schulen geholt werden, um daran »weiterzuschreiben«. Die Schülerwerke wurden im Rahmen einer Ausstellung in Winnenden präsentiert.

Die Eltern und Freunde der getöteten Jugendlichen und Erwachsenen sind nicht in ihrem Schmerz und ihrer Verzweiflung stecken geblieben. Sie haben die Kraft gefunden, sich aufzumachen und aktiv zu werden. Sie haben ihrer Wut über die Tat Ausdruck gegeben, indem sie den Mut fanden, diese Stiftung zu gründen und durch diese in die Gesellschaft hineinzuwirken. Sie haben dem sinnlosen Tod ihrer Kinder für sich Sinn und Ausdruck gegeben, indem sie sich dafür einsetzen, dass so etwas Eltern nicht mehr passieren muss. Der Verlust ist damit beileibe nicht erklärt oder weniger schmerzhaft, aber es ist etwas Begleitendes an seine Seite getreten. Aus diesem schrecklichen Geschehen wuchsen und wachsen immer noch lebensförderliche Handlungen.

In weniger öffentlichen Ereignissen und Schicksalsschlägen entscheiden sich Hinterbliebene ebenfalls oft, eine gemeinnützige Stiftung oder ein Projekt ins Leben zu rufen, das dem Verstorbenen oder seinem Werk gewidmet wird. Mit viel Fantasie und Liebe wird hier viel Gutes bewirkt und Sinn gestiftet. Sinn für die Hinterbliebenen und oft weit darüber hinaus.

Aber auch die ganz alltäglichen »Sinngebungen« sind wichtig. Ich denke an die über 80-jährige Frau, die ich eine Zeit lang begleiten durfte. Sie hat mich tief beeindruckt. Nach dem Tod ihres Mannes, den sie sehr vermisst, steht sie trotzdem jeden Tag auf, um sich und ihren Haushalt zu versorgen. Sie selbst und ihr Haus wirken immer sehr gepflegt. Das ist ihr wichtig und macht ihr Freude. Genauso wichtig ist ihr, jeden Tag frisch zu kochen, ihre familiären und nachbarschaftlichen Beziehungen zu pflegen und sich auf dem Laufenden zu halten über das, was in der Welt vor sich geht. Sie kann sich so sehr freuen über die Blumen in ihrem Garten, das Singen der Vögel, die Einladungen ihrer Enkel und vieles mehr. Der

Kaffeetisch wird liebevoll eingedeckt, wenn Gäste kommen. Eine tapfere Frau, die trotz mancher Schicksalsschläge und harter Jahre nicht bitter geworden ist, sondern dankbar. Gleichzeitig geht sie mit Sehnsucht und Vorfreude dem Tag entgegen, an dem auch sie dieses irdische Leben verlässt und bei Gott und ihrem verstorbenen Mann sein kann. Was für ein Beispiel eines sinnerfüllten Lebens.

WIR SIND UND BLEIBEN GELIEBTE GOTTES, OB WIR NUN SELBSTBESTIMMT UND IN VOLLER LEBENSKRAFT UNSER LEBEN GESTALTEN ODER IN BEDÜRFTIGKEIT UND ABHÄNGIGKEIT VON ANDEREN MENSCHEN LEBEN. UNSERE WÜRDE UND UNSER ANSEHEN GRÜNDEN DARIN, DASS WIR VON GOTT GEWOLLTE UND GELIEBTE MENSCHEN SIND.

Selbst wenn Sie all das nicht mehr aus eigener Kraft tun können und auf Unterstützung angewiesen sind, ob zu Hause oder im Heim, ist Ihr Leben nicht ohne Sinn. Sie können durch die Art und Weise, wie Sie Ihre Situation leben und sich darauf einstellen, etwas von der Würde zum Ausdruck bringen, die unser Geschöpf-Gottes-Sein ausmacht. Wir sind und bleiben Geliebte Gottes, ob wir nun selbstbestimmt und in voller Lebenskraft unser Leben gestalten oder in Bedürftigkeit und Abhängigkeit von anderen Menschen leben. Unsere Würde und unser Ansehen gründen darin, dass wir von Gott gewollte und geliebte Menschen sind. Diese Botschaft tragen wir in ganz besonderer Weise dort in unsere Welt hinein, wenn wir vieles nicht mehr aus uns selbst tun können. Wie wichtig ist gerade diese Botschaft in unserer Zeit, in der es so oft in erster Linie um Leistung und Effizienz, Wohlstand und Selbstdarstellung geht. In der die Schwachen und Hilfsbedürftigen ausgegrenzt und abgeschoben werden.

Anregung zur Selbstfürsorge

- Machen Sie sich auf die Suche nach Vorbildern von Menschen, die auch schwierige und herausfordernde Situationen erlebt haben. Was hat diesen Menschen geholfen, ihr Leid zu bewältigen? Welche Haltungen und Handlungen?
- Halten Sie Ausschau nach ermutigenden Beispielen für den Umgang mit leidvollen Situationen, die Sie ansprechen und inspirieren, etwas auszuprobieren.
- Suchen Sie nach Gedanken und Impulsen, die Ihnen Mut machen, dem Leben zu trauen und konkrete Schritte zu wagen! Das könnte zum Beispiel das Buch von Viktor Frankl sein oder eine andere Biografie. Vielleicht aber auch eine Person aus der Bibel oder dem Gesangbuch.
- Vielleicht kennen Sie auch Menschen in Ihrem ganz persönlichen Umfeld, die Sie zu dem befragen können, was ihnen Sinn und Hoffnung gibt.
- Sie können sich ein kleines Schatzkästchen anlegen, in dem Sie sinnstiftende und hoffnungsvolle Texte sammeln.

MEDITATIONSIMPULS

»Denn ich weiß genau, welche Pläne ich für euch gefasst habe«, spricht der Herr. »Mein Plan ist, euch Heil zu geben und kein Leid. Ich gebe euch Zukunft und Hoffnung.«
Jeremia 29,11

Ich lese den Text mehrmals laut und mit unterschiedlicher Betonung.

Dann kann ich meinen Namen einsetzen und den Text noch einmal lesen: »Denn ich weiß genau, welche Pläne ich für dich ______________ gefasst habe«, spricht der Herr. »Mein Plan ist, dir ______________ Heil zu geben und kein Leid. Ich gebe dir ______________ Zukunft und Hoffnung.«

Der ewige Gott hat einen Plan mit mir, mit uns.
Dieser Plan beinhaltet Heil – Zukunft – Hoffnung.
Ich lasse meinen Gedanken und Gefühlen freien Lauf
und assoziiere frei:
Was kommt mir in den Sinn, wenn ich an Heil denke?
Was, wenn ich mir Zukunft vorstelle?
Welche vagen oder konkreten Vorstellungen
habe ich von einer lebenswerten Zukunft?
Was verbinde ich mit Hoffnung? Wenn ich ein Bild der Hoffnung malen würde – in welchen Farben würde ich es gestalten? Wenn ich dann mein Bild anschaue – woran würde ich erkennen, dass es ein Bild der Hoffnung ist?

All das will Gott mir schenken im Hier und Jetzt – und mit der Verheißung auf Vollendung dann in der zukünftigen Welt! Gott verspricht mir zu geben. Ich muss es nicht aus mir selbst machen. Ich darf Empfangende sein und Gott meine leeren Hände entgegenstrecken.
Wo kann ich hier und heute – noch inmitten von Trauer – schon Spuren und Andeutungen von Heil, Zukunft und Hoffnung erkennen?

Ich komme mit Gott ins Gespräch über das, was mich betrifft, was ich mir wünsche, womit ich hadere …

Ich beende meine Gebetszeit mit einem Vaterunser, einer Geste oder …

11 | AUF DEM WEITEREN TRAUERWEG

Seht hin; ich mache etwas Neues; schon keimt es auf.
Seht ihr es nicht? Ich bahne einen Weg durch die Wüste
und lasse Flüsse in der Einöde entstehen.

Jesaja 43,19

HERAUSFORDERUNGEN GESTALTEN

Inzwischen sind Sie schon ein ganzes Stück Ihres Trauerweges gegangen. Sie beobachten in sich, wie sich der Schmerz über Ihren Verlust verändert hat. Er ist nicht mehr ganz so überwältigend wie zu Anfang. Das Sich-erinnern tut nicht mehr nur weh. Es hat sich Dankbarkeit dazu gesellt. Die Erfahrung, dass Sie schon einige Zeit Ihr Leben ohne Ihren geliebten Menschen bewältigt haben, lässt ganz langsam Hoffnung in Ihnen wachsen, dass das Leben zwar ganz anders, aber auch wieder schön werden könnte. Wenn es da nicht diese besonderen Tage geben würde: die Geburtstage des geliebten Menschen oder die eigenen Geburtstage, Hochzeitstage, Jahrestage oder andere Tage, an denen Sie den anderen besonders schmerzlich vermissen.

Manchmal kann sich die Trauer dann anfühlen, als hätten Sie erst gestern Abschied genommen – so heftig wie am Anfang. Die inneren Bilder des Abschiednehmens können wieder ganz lebhaft vor Ihren Augen stehen und ganz ähnliche Körperreaktionen wie am Anfang in Ihnen auslösen. Das wirkt oft sehr verunsichernd.

JAHRESTAGE

Jahrestage bringen ihre eigenen Herausforderungen mit sich. Und doch sind sie nicht nur Schrecken, sondern können auch heilsam sein auf dem Weg Ihrer Trauer.

Nachdem der Amoklauf von Winnenden über eine ganze Schule, Stadt und weit darüber hinaus Schrecken und Trauer gebracht hat, gibt es bis heute nach über zehn Jahren öffentliche Gedenkveranstaltungen am Jahrestag. Es war und ist noch vielen Trauernden ein Bedürfnis, daran teilzunehmen. An diesem Tag, der das Leben für viele Menschen bleibend verändert hat, ist es vielen ein Anliegen, ihrer Trauer und Solidarität Ausdruck zu geben, indem sie ein Zeichen setzen. Ein Zeichen, das sagt: Wir haben Euch nicht vergessen, nicht die betroffenen Opfer und nicht die Familien und Angehörigen. Nicht die damals involvierten Lehrer und auch nicht alle die Menschen, die da waren, um zu retten und zu helfen.

Auch meiner Tochter und mir tut es am Jahrestag vom 11. März immer wieder gut, mit den Menschen zusammen zu sein, mit denen wir durch die Ereignisse in Winnenden damals zur Schicksalsgemeinschaft zusammengeschweißt wurden. Auch wenn wir inzwischen an einem anderen Ort leben, dieses Ereignis hat unser Leben geprägt. Es hilft, die Tränen und die Betroffenheit nicht erklären zu müssen – weil wir alle im gleichen Boot sitzen. Wir alle hoffen und beten, dass sich so etwas nicht mehr wiederholt, nicht in dieser Stadt, nicht in unserem Land und nirgendwo sonst. Wir alle wollen uns einsetzen für gewaltfreie Kommunikation und Menschenfreundlichkeit. Wir alle sind Trauerwege gegangen und können auf zehn Jahre bewussten Umgang mit der Situation zurückschauen. Vieles ist aus dieser Situation gewachsen innerhalb der Schule, in den Kirchengemeinden, in den Familien und im Miteinander in der Stadt.

Etliche Trauernde entlastet schon das Wissen ein wenig, dass sich an Jahrestagen die Trauer in sehr intensiver Weise zeigen kann und darf. Wenn ich darum weiß, kann ich mich darauf einstellen und sogar ein Stück weit vorbereiten.

Sie können sich im Vorfeld Gedanken machen, wie Sie den besonderen Tag verbringen möchten.

Möchten Sie ihn allein oder mit anderen verbringen?

Wenn Sie ihn gemeinsam mit anderen verbringen wollen, wer käme dafür infrage?

Was wollen Sie konkret tun?

Es kann guttun, den Tag aufzuteilen: In einem Teil des Tages geben Sie der Erinnerung und auch dem Schmerz Raum. Im anderen Teil unternehmen Sie etwas, das Ihnen guttut.

So könnten Sie zum Beispiel auf den Friedhof gehen oder an einen Ort, an dem Sie sich der verstorbenen Person besonders nahe fühlen. Lassen Sie die Erinnerungen zu, auch wenn diese mit Schmerz verbunden sind. Lassen Sie den Tränen freien Lauf, wenn Ihnen danach ist. Schreien Sie Ihren Schmerz heraus, wenn das für Sie stimmig ist, oder schreiben Sie etwas in Ihr Tagebuch. Nehmen Sie ein Fotoalbum zur Hand oder schauen Sie sich eine Filmaufnahme an, hören Sie die Lieblingsmusik Ihres verstorbenen Menschen.

Wenn Sie auf den ersten Todestag zugehen, sind die Gedanken oft schon Tage oder auch Wochen zuvor ständig bei den Erlebnissen, die auf den Tod hingeführt haben. Das ist sehr anstrengend. Es ist hilfreich, sich dazwischen immer wieder in die Gegenwart zu holen und ganz bewusst mit allen Sinnen auf das Hier und Jetzt zu achten. Wie ergeht es mir hier und heute? Was kann ich hier und heute tun, um mir Kraftquellen zu erschließen?

Eine Übung aus der systemischen Beratung kann Ihnen dabei helfen, bewusster in der Gegenwart zu sein und Schritte in die Zukunft zu gehen. Für diese Übung können Sie auch eine gute Freundin/einen guten Freund oder eine vertraute Person um Unterstützung bitten. Diese könnte Ihre Gedanken und Erfahrungen für Sie aufschreiben.

Stellen Sie sich in Ihrem Zimmer eine gedachte Zeitlinie vor. Sie könnte zum Beispiel von der Tür Ihres Raumes in Richtung Fenster gehen.

Stellen Sie sich vor: Die Tür markiert einen Zeitpunkt in der Vergangenheit (zum Beispiel den Todestag oder den Beginn des Sterbeprozesses), das Fenster symbolisiert die Zukunft in x Jahren.

Gehen Sie (tatsächlich) entlang dieser gedachten Linie bis dorthin, wo Sie Ihr Heute verorten.

Markieren Sie diesen Punkt mit einem Symbol oder einem Blatt Papier, auf dem »Heute« steht.

Sie stehen mit dem Gesicht in Richtung Zukunft (Fenster). In Ihrem Rücken liegt Ihr Trauerweg in der Vergangenheit.

Jetzt drehen Sie sich langsam um mit Blick zurück und lassen zunächst im Gesamten auf sich wirken, welches Stück Weg Sie schon zurückgelegt haben. Sie stehen heute nicht mehr am selben Punkt wie vor einem Jahr – Sie sind inzwischen viele Schritte gegangen.

Gehen Sie jetzt noch einmal zurück zum Ausgangspunkt (Tür) und begehen Sie in kleinen Schritten den Weg vom Damals bis zum Heute ganz bewusst.

- Welche wichtigen Stationen lagen auf Ihrem Trauerweg bis heute?
- Was war in allem Schweren hilfreich?
- Welche Worte, welche Gesten, welche Menschen?
- Gab es Erfahrungen, die Sie als Zeichen vom Verstorbenen verstanden und die Sie ermutigt haben?
- Welche Gottesbegegnung ist Ihnen wichtig geworden?

Vielleicht möchten Sie kleine Symbole entlang Ihrer Zeitlinie platzieren oder Stichworte auf Karten notieren. Wenn Sie im Heute angekommen sind, schauen Sie noch einmal zurück – spüren Sie nach, was dieser Rückblick in Ihnen auslöst?

Vielleicht spüren Sie leise Dankbarkeit, vielleicht sogar ein wenig Stolz, dass Sie das so bewältigen konnten, vielleicht ein wenig Trost durch die Gewissheit, dass Ihr verstorbener Mensch Ihnen innerlich weiterhin nahe ist.

Würdigen Sie vor sich selbst, was Sie an emotionaler Arbeit geleistet haben. Danken Sie Gott für alles, was Ihnen dabei auch geschenkt wurde. Sie können auch den Menschen bewusst danken, die Sie unterstützt haben.

Wenden Sie sich nun auf Ihrer gedachten Zeitlinie bewusst Ihrer näheren Zukunft zu, indem Sie sich im Heute umdrehen und die Zukunft (Richtung Fenster) in den Blick nehmen. Die hilfreichen und trostvollen Erfahrungen aus der Vergangenheit stärken Ihnen dabei den Rücken für die nächsten Schritte. Was in der Vergangenheit weniger hilfreich war für Ihren Trauerweg, hilft Ihnen im Heute für die Zukunft achtsamer die nächsten Schritte vorzubereiten und zu gehen. Was steht als Nächstes an? Welche Begegnung, Entscheidung, Aufgabe?

Was könnte Ihnen als Unterstützung guttun? Auch dafür können Sie sich Symbole für den Weg suchen oder kurze Stichpunkte machen.[50]

Die Würdigung der zurückgelegten Wegstrecke halte ich für sehr wesentlich. Mir persönlich hat dabei eine Freundin geholfen. Sie schickte mir über viele Jahre hinweg jedes Jahr zum Todestag eine Karte oder einen Brief. Sie zeigte mir dadurch: Ich bin nicht vergessen in meiner Trauer, auch wenn für viele das Leben jetzt normal weitergeht. Sie dachte an mich und hielt auch für sich die Erinnerung an meinen verstorbenen Mann lebendig. Sie würdigte in jedem Jahr, was ich in ihren Augen geleistet hatte. Sie vergewisserte mich auf diese Weise der Gegenwart Gottes und seines Handelns. Sie hörte erst dann damit auf, als ich nach 18 Jahren geheiratet habe und nun in einer neuen Partnerschaft lebe – was für ein Geschenk!

WEIHNACHTEN UND ANDERE FESTTAGE

Weihnachten und andere Festtage stellen auch eine besondere Herausforderung an Trauernde dar. Gerade weil es traditionell Feste sind, die im Kreis der Familie gefeiert werden. Ich erinnere mich an das erste Weihnachtsfest nach dem Tod meines Mannes:

Das erste Weihnachten ohne den Papa und Ehemann – eine große Herausforderung. Ich entschied mich, mit den Kindern zu den Schwiegereltern nach England zu fliegen. Weihnachten wird in England anders gefeiert als bei uns. Es gibt nicht den Heiligen Abend, wie wir ihn in Deutschland feiern. Das große Fest mit Geschenken und Festessen findet am 25.12. statt. Keine Geschenke unter dem Weihnachtsbaum, sondern Father Christmas kommt in der Nacht durch den Kamin. Auch die Weihnachtsdekoration kommt mir eher wie bei uns an Fasching vor: bunt, mit lustigen Hüten und Tröten, die Krach machen. Meine Kinder fanden es toll. Mir tat die ganz andere Art, Weihnachten zu feiern, gut. Anders als all die Jahre zuvor in Österreich und trotzdem fühlte ich mich meinem Mann nahe. Mit seiner Familie zu feiern, in seinem Heimatland, und die Bräuche jetzt nach seinem Tod kennenzulernen, mit denen er groß geworden ist. Eine neue Art von Nähe zu ihm, die zwar wehtat und doch auch tröstlich war. Im Nachhinein spürte ich: Es war eine gute Entscheidung gewesen, das erste Weihnachten bewusst anders zu feiern. Die folgenden Jahre blieben wir zu Hause und luden eine Freundin ein, die auch in Trauer war. Wir besprachen im Vorfeld, was jede von uns dabei brauchte und was uns wichtig war. Wir gingen gemeinsam zum Gottesdienst und verbrachten dann den ersten Teil des Abends mit den Kindern. Wir zündeten die Kerzen am Weihnachtsbaum an, sangen und musizierten, packten die Geschenke aus, spielten. Als die Kinder im Bett waren, kam die Zeit für uns, gemeinsam den Tränen freien Lauf zu lassen und uns zu erzählen, was uns zuinnerst betraf, gemeinsam unser Herz vor Gott auszuschütten. Ein für uns stimmiger Abend.

JESUS KAM AUCH DAMALS NICHT IN EINE HEILE WELT. SEINE GEBURT WAR DER BEGINN EINES WEGES, DER UNS MENSCHEN FRIEDEN UND HEILUNG ERST MÖGLICH MACHEN SOLLTE.

Auch in den folgenden Jahren war das Zugehen auf die Feiertage mit Anspannung und Fragen verbunden. Nachdem die Kinder und ich entschieden hatten, wie und mit wem wir gemeinsam feiern wollten, legte sich die Anspannung. Der eigentliche Grund, weshalb wir Weihnachten feiern, ist mir viel näher gekommen. Nicht die Familienfeier in trauter Runde ist das Wesentliche. Jesus kam auch damals nicht in eine heile Welt. Seine

Geburt war der Beginn eines Weges, der uns Menschen Frieden und Heilung erst möglich machen sollte. Die Botschaft der Engel zu den Hirten von damals, *»Habt keine Angst!« (Lukas 2,10)* und *»Frieden auf Erden« (Lukas 2,14)*, erreichte mich in der Tiefe meiner Situation auf ganz neue Weise.

Auch in unseren Trauergruppen ist die Gestaltung von Weihnachten für die Teilnehmenden ein wichtiges Thema. Am Gruppenabend vor Weihnachten nehmen wir das ganz besonders in den Blick.

Folgende Überlegungen könnten vielleicht auch für Sie hilfreich sein:

- Was war Ihnen vor dem Verlust Ihres geliebten Menschen wichtig an den Feiertagen?
- Was von dem können Sie sich vorstellen weiterzuführen? Was möchten Sie jetzt anders gestalten?
- Wie können Sie Weihnachten so gestalten, dass Sie bei aller Trauer etwas von der weihnachtlichen Friedensbotschaft erreicht?

Eine Frau aus einer der Trauergruppen erzählte zum Beispiel, dass sie am Heiligen Abend vom Gottesdienst mit einer brennenden Kerze im Lichtbecher zuerst zum Friedhof gehe, um dort am Grab das Licht niederzustellen und Zwiesprache mit ihrem verstorbenen Mann zu halten. Danach könne es mit der Feier im Familienkreis weitergehen.

Andere Trauernde fahren an einen Urlaubsort, um ganz weg von allem zu sein. Sie erleben dabei, dass ihnen der Abstand guttut. Andere allein lebende Trauernde tun sich mit anderen allein Lebenden zusammen, um die Feiertage gemeinsam zu verbringen. Auch Klöster und Einkehrhäuser bieten über Weihnachten und den Jahreswechsel Freizeiten und Retraiten an, um gemeinsam zu feiern und den inneren Sinn des Festes bewusst zu begehen.

Nicht nur Weihnachten, sondern alle Feiertage, die in unserem Umfeld als Familienfeste gefeiert werden, sind für uns als Trauernde oft eine Herausforderung. An diesen Festtagen wird besonders deutlich, dass jemand Wichtiges fehlt.

Wie könnten Sie an dem Tag dem Verstorbenen einen Platz geben?

Vielleicht gibt es innerhalb der Feierlichkeiten Raum für einige Sätze, eine Geste, ein Gebet, in dem zum Ausdruck kommt: ____________________ (Name einsetzen) ist jetzt in unseren Gedanken mit dabei. Daran könnte sich ein Moment der Stille anschließen.

Es braucht bewusste Planungen und Entscheidungen. Manchmal sogar mit Notfallplan. Für den Fall, dass es Ihnen nicht gut gehen sollte, können Sie sich überlegen, was Sie dann machen. Manchmal hilft es, Bedenken und Befürchtungen mit den Mitfeiernden im Voraus zu besprechen. Sie könnten ihnen sagen: »Wenn mir die Tränen kommen, dann brauche ich …! Auf keinen Fall dürft ihr …«

Für den Fall, dass Ihnen etwas zu viel wird, überlegen Sie sich eine Rückzugsmöglichkeit und besprechen diese gegebenenfalls mit den Mitfeiernden. Das könnte ein separates Zimmer oder auch das Bad, die Toilette, der Balkon oder Garten sein.

Vielleicht wollen Sie aber auch auf keinen Fall allein sein. Dann könnten Sie überlegen, wen Sie im Vorfeld fragen, damit sie/er Ihnen nicht von der Seite weicht.

Es ist notwendig, an solchen Tagen gut für sich zu sorgen, um das größtmögliche Sicherheits- und Geborgenheitsgefühl für sich zu gewinnen. Natürlich gibt es immer Unvorhergesehenes. Situationen entwickeln sich manchmal ganz anders als gedacht. Aber wenn wir im Vorfeld fürsorglich planen, was in unserer Hand liegt, können wir ein Stück zuversichtlicher auf solche Festtage zugehen.

EINE NEUE PARTNERSCHAFT?!

»Eine Frau auf einem Seminar sagte einmal: *»Ich kann mir nicht vorstellen jemals wieder eine neue Partnerschaft einzugehen. Wir hatten es so gut miteinander über all die Jahre, die wir zusammen waren, dass ich mir nicht vorstellen kann, noch einmal mit einem Menschen auf diese Weise mein Leben zu teilen. Ich habe Familie und Freunde und kann mein Leben auch ohne festen Partner gut gestalten.«*

Ich selbst habe es anders erlebt. Ich hatte große Sehnsucht, wieder einen Menschen zu finden, mit dem ich in einer Partnerschaft Nähe und Intimität teilen konnte. Es ging nicht darum, dass ich nicht allein leben konnte. Ich brauchte niemanden, der mir den Haushalt machte oder für die Finanzen sorgte – ich meisterte das Leben ganz gut allein mit den Kindern. Ich hatte Familie, Freunde und Bekannte, mit denen ich mich austauschen konnte und mit denen ich gemeinsam Dinge unternahm. Auch die Erziehung der Kinder kriegte ich als Alleinerziehende mit Unterstützung meines sozialen Netzwerkes ganz gut hin. Wir hatten viel Spaß miteinander und herausfordernde Zeiten – wie in jeder Familie.

Und doch fühlte ich die Sehnsucht, mich noch einmal zu verlieben, mich auf einen anderen Menschen mit allem, was mich ausmacht, einzulassen. Das ganze Leben zu teilen und nicht nur einzelne unterschiedliche Aspekte meines Lebens. Mich verbindlich einzulassen und einstellen zu können auf einen Partner, das wünschte ich mir. Mir war bewusst, dass ich mir »Großes« wünschte. Ich wünschte mir, dass der neue Partner mich und meine Geschichte wertschätzen kann. Dass mein verstorbener Mann auch in der neuen Beziehung seinen Platz bekommt. Einen Platz als jemand, den ich geliebt habe. Jemand, dessen Leben und Tod mein Leben sehr geprägt hat und mich zu der gemacht hat, die ich bin. Mein verstorbener Mann hat seinen Platz in meinem Herzen und im Herzen meiner Kinder.

Der neue Partner sollte seinen eigenen Platz bekommen. Es sollte nicht um Konkurrenz und Vergleichen gehen. Ich wünschte mir keine Partnerschaft um jeden Preis. Sie müsste auch für meine Kinder »passen«.

Die Erfüllung meiner inneren Sehnsucht hat gedauert, hat 18 Jahre gedauert. Einen Menschen zu finden, der zu einem passt, ist nicht nur für Verwitwete letztlich ein Geschenk. Es liegt nicht allein in unserer Hand. Mir ist dieses Geschenk erst in dem Moment zugefallen, als meine Kinder erwachsen waren und ihre eigenen Wege eingeschlagen haben.

Für Sie oder andere Trauernde mag das ganz anders sein, und vielleicht lernen Sie ganz schnell nach Ihrem Verlust eine neue Partnerin/einen neuen Partner kennen. Sie stellen sich vielleicht eher die Frage: Wie viel Zeit sollte zwischen Eintritt des Verlustes und Beginn einer neuen Beziehung liegen? Wie in allem gibt es hier keine allgemeingültige Antwort in konkreten Zeitangaben. Jede Lebensgeschichte ist einzigartig und somit auch jeder Weg, mit Sterben und Trauer umzugehen. Wichtig ist, dass Sie achtsam spüren, was für Sie stimmig ist. Gehe ich eine Beziehung ein, weil ich die Einsamkeit nicht aushalte und die neue Partnerin/der neue Partner für mich die Leere füllen soll? Brauche ich eigentlich jemanden, der mich in meiner Trauer sieht und begleitet? Dafür gibt es andere Formen der Begleitung: Freunde, Familie, Trauerbegleiterinnen und -begleiter, Seelsorgerinnen und Seelsorger, Psychotherapeutinnen und -therapeuten. Aus diesem Bedürfnis heraus eine neue Beziehung einzugehen, würde Ihnen und Ihrer Partnerin/Ihrem Partner nicht gerecht. Natürlich gibt uns eine neue Liebe auch innerlich Halt und Zukunftsperspektive. Die Versorgung

JEDE LEBENSGESCHICHTE IST EINZIGARTIG UND SOMIT AUCH JEDER WEG, MIT STERBEN UND TRAUER UMZUGEHEN. WICHTIG IST, DASS SIE ACHTSAM SPÜREN, WAS FÜR SIE STIMMIG IST.

einer Lebenswunde ist kein ausreichendes Fundament für eine dauerhaft glückliche Beziehung.

Ist ein Paar einen sehr langen Weg mit Krankheit und Leiden bis zum Tod gegangen, ist das ein anderer Abschied als bei einem plötzlichen Tod. Es ist ein Abschied in Etappen. Zunächst ein Abschied von bestimmten Lebensmöglichkeiten, wie zum Beispiel der Mobilität oder auch kognitiver Fähigkeiten. Davon kann auch der Austausch von Zärtlichkeiten und Intimität betroffen sein und vieles mehr. Die Partnerschaft verändert sich mit der Zeit. Die Liebe kann sich in diesem Prozess weiter vertiefen, aber sie wird schon jetzt mehr verinnerlicht. Stirbt die Partnerin/der Partner dann, kann es bei manchen Menschen so sein, dass sie sich schneller auf eine neue Partnerschaft einlassen. Das kann bei Familienangehörigen und Freunden oft zu Unverständnis führen. Ich höre es immer wieder, dass es Kinder manchmal sehr verletzen kann, wenn der hinterbliebene Elternteil sich schnell wieder auf eine neue Beziehung einlässt. Da wird die vorherige Beziehung infrage gestellt: »So gut kann die Ehe/Partnerschaft nicht gewesen sein, wenn Vater/Mutter sich so schnell wieder tröstet.« Auch Eltern kränkt es, wenn ein verwitweter Schwiegersohn oder eine Schwiegertochter sich schneller wieder neu verlieben, als ihnen angemessen erscheint.

Hier gilt es, achtsam miteinander umzugehen, ohne sich selbst zu verbiegen. Es ist wichtig, die jeweils eigenen Beweggründe zu hinterfragen und sich auch ab und an von anderen hinterfragen zu lassen. Wenn eine Entscheidung für einen selbst als stimmig erscheint, dann darf die neue Beziehung aus ganzem Herzen und mit aller Freude gelebt werden. In Ihrem Herzen gibt es Platz für die verstorbene Person und Ihre neue Liebe. Das muss keine Konkurrenz sein, für Sie nicht und für Ihre Familienangehörigen nicht. Es tut gut, die verstorbene Person immer wieder zu würdigen, ohne sie zu überhöhen. Es passiert manchmal, dass Verstorbene »auf einen Sockel gestellt« und nur mehr die guten Eigenschaften betont werden. Es ist für alle Betroffenen heilsam, wenn die Verstorbenen in einem wirklichkeitsnahen Licht gesehen werden. Das wird sich auch auf Ihre neue Partnerschaft wohltuend auswirken.

MEDITATIONSIMPULS[51]

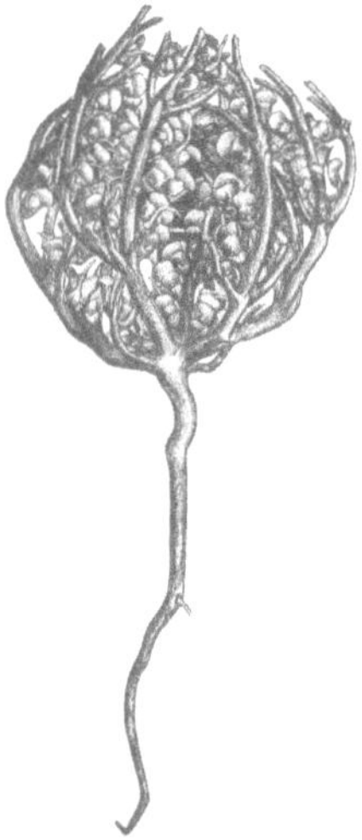
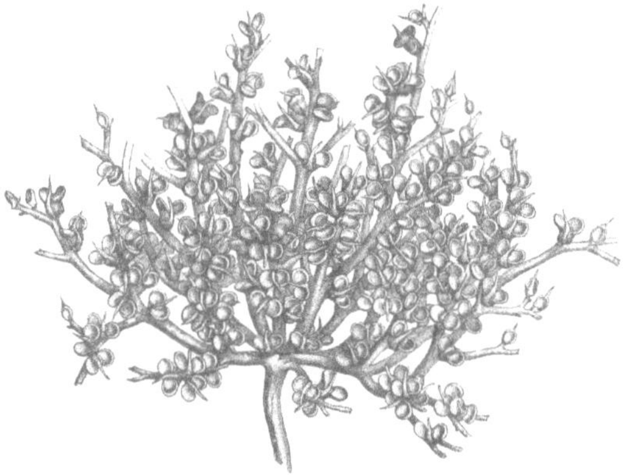

Seht hin; ich mache etwas Neues; schon keimt es auf.
Seht ihr es nicht? Ich bahne einen Weg durch die Wüste
und lasse Flüsse in der Einöde entstehen.
Jesaja 43,19

Ich lasse zunächst das linke Bild auf mich wirken.
Ein trocken verzweigtes Gebilde auf feinem Wüstensand.

Wenn ich mir vorstelle: Ich nehme es auf in meine Hand –
wie würde es sich anfühlen?
Ein übrig gebliebener Rest von etwas ehemals Lebendigem –
oder ist noch ein Funke Leben in ihm?
Ich spüre meinen inneren Eindrücken nach.
Welche Empfindungen und Assoziationen stellen sich
beim Betrachten des Bildes ein?

Ich wende mich dem rechten Bild zu.
Am Inneren der Pflanze kann ich erahnen,
dass es sich rechts und links um die gleiche Pflanze handelt.
Etwas hat sie geöffnet und ihre vertrockneten Zweige belebt.

Ich nehme mir einen grünen Farbstift und male die Spitzen grün an. Ich achte auf die Stimmigkeit zu meinem persönlichen inneren Empfinden.

An manchen Stellen leuchtet es nun schon grün
in den Spitzen auf.
Welche Resonanz findet das Bild in mir? Sehnsucht –
Staunen – Hoffnung oder …

Vielleicht finde ich mich in dem folgenden Gebet einer Wüstenrose wieder:

Gebet einer Wüstenrose

Vor lauter Trockenheit und Hitze habe ich mich eingerollt.
Der Sturm hat mich vom felsigen Untergrund losgerissen.
Wüstenwinde treiben mich ziellos umher.
Ich habe mich in mich selbst verschlossen.

Ist da noch Leben in mir?

Nach Tagen, Wochen, Monaten des willenlosen Umtriebs
liege ich leblos in einer Mulde aus heißem Sand.
Ich bin müde, ich sehe keinen Sinn.
Ich bin nur ein Zufallsprodukt, lästiges Unkraut vielleicht.

Ist da noch Leben in mir?

Plötzlich streift mich ein großer Wassertropfen.
Ein anderer macht meine Wurzeln feucht,
ein dritter trifft mich ins Herz.
Warmer Regen umgibt mich in der Wüste.
Mein ganzes vertrocknetes Wesen beginnt sich zu bewegen.

Ist da noch Leben in mir?

Vorsichtig strecke ich meine Arme nach allen Seiten aus.
Ich sehe Licht.
Wärme und Wasser erwecken mich zum Leben.

Mein vertrocknetes Wesen wird grün, offen und bereit.
Ich erkenne meinen Schöpfer
und bringe ihm mein schlichtes Lob.

Es ist noch Leben in mir! …[52]

Ich komme mit Gott ins Gespräch über das,
was in mir angestoßen wurde.
Ich bringe mein Lob, meine Bitte, meine Sehnsucht
nach Lebendigkeit, mein Vertrauen oder was sonst in mir ist,
vor Gott zum Ausdruck.

Ich beende meine Gebetszeit bewusst mit einer Körpergeste,
einem Vaterunser …

12 |

REIFUNGSSCHRITTE

Es ist ganz wahr, was die Philosophie sagt, dass das Leben rückwärts verstanden werden muss. Aber darüber vergisst man den anderen Satz, dass vorwärts gelebt werden muss.

Søren Kierkegaard[53]

Inzwischen sind wir schon ein ganzes Stück Ihres Trauerweges miteinander unterwegs. Je nachdem, auf welcher Etappe Ihres persönlichen Trauerweges dieses Buch Ihren Weg gekreuzt hat, sind Sie schon mehr oder weniger Schritte auf Ihrem Weg gegangen.

Am Anfang des Weges ist oft kaum vorstellbar, dass daraus auch nur irgendetwas Gutes erwachsen kann. Wir wünschen uns oft nur unser altes Leben zurück.

Im Gehen machen wir neue Erfahrungen. Erfahrungen, die uns Halt und Trost geben. Wir lernen neue Menschen kennen und vor allem lernen wir uns selbst neu kennen. Wir entdecken Fähigkeiten an uns, von denen wir nie geglaubt hätten, sie zu haben, weil vieles verstärkt in solch herausfordernden Situationen heranreift.

Unsere Fragen an Gott fangen an, sich zu wandeln. Nicht, dass wir auf alle Fragen konkrete Antworten bekommen hätten. Aber wir haben Ihn erlebt als jemanden, der gerade in der Tiefe mit uns leidet, uns tröstet und unsere Füße wieder auf festen Boden stellt!

Vielleicht denken Sie jetzt: »Wer garantiert mir, dass es auch bei mir so sein wird? Gibt es nicht auch Menschen, die am Leid zerbrechen? Die nicht mehr auf die Beine kommen und stecken bleiben in ihrer Trauer? Was, wenn ich zu dieser Gruppe gehöre?«

Sie haben recht, eine Garantie gibt es keine. Aber eine Einladung, zu hoffen und zu vertrauen. Gott und dem Leben zu vertrauen, dass alles, was Sie für Ihren Weg durch Trauer und Leid brauchen, da sein wird. Sich selbst zu vertrauen, dass Sie spüren werden, was Sie brauchen und Ihnen guttut, und dass Sie die Kraft haben werden, sich gegebenenfalls Hilfe zu suchen und diese auch zu finden.

Es gilt auch, Ihren Mitmenschen zu vertrauen, dass sie Ihnen gerne zur Seite stehen und dass Sie Menschen begegnen werden, die Ihr Leben bereichern. Manchmal nicht sofort, aber rückblickend doch rechtzeitig.

Was mich so sicher macht? Die Verheißungen Gottes, speziell auch für Trauernde. Wenn wir in der Bergpredigt Jesu Seligpreisungen lesen: *»Selig sind, die da Leid tragen; denn sie sollen getröstet werden« (Matthäus 5,4; Lut 2017),* dürfen Sie das als ein Versprechen hören. Sie werden getröstet werden. Auch an anderen Stellen in der Bibel lesen wir von Gottes Fürsorge für Witwen und Waisen (Psalm 146,9) oder vom besonderen Schutz, unter den Gott diese stellt.

Meine eigenen Erfahrungen und die vieler Trauernder bezeugen diesen Trost und die daraus gewachsenen Reifungsschritte.

INITIATIVER LEBEN

Im Folgenden möchte ich Ihnen einige Erfahrungsberichte anderer Trauernder mit auf den Weg geben. Sie können und dürfen Ihnen Mut machen, zu vertrauen, dass es auch bei Ihnen einen Weg durch die Trauer hindurch gibt.

N. arbeitete als Missionarin in einem Gemeindegründungsprojekt im Osten Österreichs innerhalb eines Zweierteams. Sie und ihre Kollegin L. verband nicht nur die intensive evangelistische Arbeit. Sie teilten auch eine Teamwohnung und ihre Freizeit. Ihre Arbeitspartnerin verunglückte 1995 durch einen Autounfall tödlich. Der Unfallverursacher kam mit einem Freispruch davon. Heute, nach fast 25 Jahren, antwortet sie spontan auf die Frage nach ihren Reifungsschritten auf ihrem Trauerweg:

Für mich war es ein tiefer Einschnitt in meiner Biografie. Aber ich bin selbstständiger und eigenständiger geworden auf meinem Weg mit der Trauer. Ich sehe meinen inneren Prozess als eine Weiterführung einer biografischen Entwicklungsaufgabe.

Ich habe eine Zwillingsschwester und bin die zweitgeborene von uns. Meine Schwester ist schon immer in allem vorangegangen und ich habe mich oft auch hinter ihr versteckt. Das war sehr oft bequem, aber manchmal wurde ich dadurch auch weniger wahrgenommen und beachtet.

Auf einem Seelsorgeseminar wurde mir bewusst, dass ich nicht nur in Beziehung zu meiner Schwester, sondern auch sonst oft die Rolle der ›Zweiten‹ einnehme. Dadurch schöpfe ich mein Potenzial nicht aus, das Gott in mich gelegt hat. Das in dieser Deutlichkeit zu entdecken, machte mich traurig. Ich war motiviert, daran zu arbeiten, mehr Initiative und Verantwortung zu übernehmen. Es war mir damals ein Bedürfnis, auch mit meiner Arbeitspartnerin darüber nachzudenken, wie und in welchem Bereich wir Zuständigkeiten anders verteilen könnten, damit auch ich selbstbestimmter mehr Verantwortung übernehmen könnte.

Nur wenig später war ich durch den plötzlichen Tod von L. sehr herausgefordert, die bisher gemeinsame Arbeit und auch mein persönliches Leben von nun an eigenständig zu gestalten und zu verantworten. Der Trauerweg war gepflastert mit Stolpersteinen, die mich sehr viel Kraft kosteten. Am schlimmsten dabei war das Schweigen der anderen. Sie redeten nicht über L.s Tod. Ich hatte oft das Empfinden, dass die meisten gar nicht gesehen haben, wie einschneidend ihr Tod für mich war. Das tat mir sehr weh. Sie war eben mehr als nur eine entfernte Arbeitskollegin.

Heute nach 25 Jahren lebe ich im Ruhestand wieder in meiner Heimat. Die unterschiedlichen Stationen meines Berufslebens in verschiedenen Einsatzorten liegen hinter mir. Dankbar schaue ich auf das zurück, was ich gemeistert habe. In vielen Arbeitsbereichen und in vielen Menschenleben konnte ich prägende Spuren hinterlassen. Dazu hat auch meine eigene Leiderfahrung beigetragen. Ich bin überzeugt, dass mich dieser Verlust mit all seinen Konsequenzen für mein Leben und meine Arbeit selbstbewusster gemacht hat. Meine eigene Erfahrung hat mich befähigt, auch mit der Trauer und dem Leid anderer offener und bewusster umzugehen.

AUS DER VERHEIßUNG LEBEN

T. ist ein junger Mann aus Nigeria und lebt nun seit einem Jahr im Schwarzwald. Wir haben uns im Rahmen unseres Asylkreises kennengelernt und sind inzwischen gute Freunde geworden. T. wünscht sich, dass von seinem Leben Segen ausgeht, auch für andere. Aus unseren vielen gemeinsamen Gesprächen möchte ich mit T.s Einverständnis einiges herausgreifen und für ihn in Worte fassen:

Vor vier Jahren hat er sich nach dem Tod seines Bruders auf den Weg nach Europa gemacht. Sein Bruder war in Nigeria nach einem Unfall gestorben, weil seine Familie das Geld für eine angemessene Krankenhausbehandlung nicht aufbringen konnte. Damals hatte er beschlossen, dass es so nicht weitergehen könne. Er müsse sein

Leben in die Hand nehmen und gestalten. Es könne nicht sein, dass er dieser zum Himmel schreienden Ungerechtigkeit weiterhin einfach ausgeliefert bliebe.

Er machte sich auf den Weg Richtung Libyen und erlebte auf der Flucht Hunger und Angst, sah andere neben sich sterben und wurde am eigenen Leib gefoltert. Er erfuhr auf der Flucht aber auch Bewahrung und Gottes Schutz in vielen Situationen. Sicher erreichte er Italien. Dort traf er unter vielen anderen auch auf liebevolle Menschen, die ihn menschenfreundlich behandelten, ihn bei der Olivenernte mithelfen ließen und ihm ein Stück Heimat gaben. Er schloss sich einer Kirchengemeinde an und brachte sich mit seinen Begabungen ein. Er lernte seine jetzige Frau in Italien kennen. Aufgrund ihrer persönlichen Situation erlebten sie Italien nicht als sicheres Land und entschieden sich, mit ihrer Tochter nach Deutschland weiterzureisen und hier Asyl zu beantragen. Noch immer warten sie auf Antwort. Das Warten ist verbunden mit Anspannung und Angst.

Er hat Schweres erlebt. Das kann man bei aller Fröhlichkeit an manchen Tagen spüren. Die Erlebnisse haben ihn geprägt und zu dem gemacht, der er heute ist: ein Mann mit einem großen Gottvertrauen und einem starken Glauben. Das bedeutet nicht, dass ihn die Erinnerungen nicht immer wieder einholen und die traumatischen Erfahrungen so lebendig sind, als stecke er noch mittendrin. Inzwischen hat er gelernt, wie er sich in solchen Situationen stabilisieren kann.

Oft hält er sich fest an seiner Lieblingsgeschichte in der Bibel: der Geschichte von Josef. Darin ist ihm besonders der Satz wichtig, den Josef in der Begegnung mit seinen Brüdern formuliert: *»Was mich betrifft, hat Gott alles Böse, das ihr geplant habt, zum Guten gewendet. Auf diese Weise wollte er das Leben vieler Menschen retten« (1. Mose 50,20)*. T. hält sich daran fest, sieht es als eine Verheißung, dass auch in seinem Leben Gott das Böse, das ihm angetan wurde, zum Guten wenden wird. In seiner Flüchtlingsunterkunft ist er schon für viele zur Ermutigung geworden. Durch die Art und Weise, wie er zuhört, wie er Gottes Wort in eine Situation hineinspricht, und durch seine Fröhlichkeit. Anderes, was er sich für die Zukunft an Gutem erhofft und erträumt, steht noch aus.

Für uns ist es ein Privileg und persönliches Geschenk, mit ihm und seiner Familie Leben zu teilen. Wir staunen immer wieder aufs Neue, wie ein junger Mann, der nicht das Privileg einer guten Schulbildung genießen durfte, mit so viel innerer Weisheit gesegnet ist.

WURZELN ENTDECKEN – SCHRITTE WAGEN

Immer wieder habe ich in diesem Buch auch meine Kinder erwähnt. An dieser Stelle soll nun meine Tochter selbst zu Wort kommen:

> *Ich war zehn Monate alt, als mein Papa bei einem Unfall ums Leben kam. Viel zu jung, um mich bewusst an ihn zu erinnern und zu realisieren, was mir mit ihm genommen wurde. Erst später merkte ich in den unterschiedlichsten Situationen, dass meine Familie unvollständig ist, mein Papa fehlt. Wenn beispielsweise alle Kinder im Kindergarten ein Geschenk für den Vatertag bastelten oder wenn, wie bei meiner Einschulung, nur meine Mama und andere Verwandte dabei waren.*
>
> *Meinen Papa kenne ich daher vor allem durch Fotoalben und die Erzählungen, die meine Mama, Oma, die Geschwister meines Vaters und Freunde an mich weitergaben. Sie waren und sind wertvolle Begleiter und helfen mir, meine Wurzeln zu spüren.*
>
> *Das Miterleben des Amoklaufs von Winnenden und dessen Verarbeitung waren Auslöser einer tieferen, bewussteren Auseinandersetzung mit dem Tod.*

In einer Zeit, in der die äußere Sicherheit und Unbeschwertheit weggebrochen waren, war es umso wichtiger, in mir selber, in lieben Menschen und in Gott Halt und Sicherheit zu finden.

Ein Prozess, der immer neue Fragen aufwarf. Wer war ich vor den Erlebnissen? Wer bin ich jetzt? Was hat mich geprägt? Was macht mich zu der, die ich bin?

Die Gebrochenheit und die Lücken in den betroffenen Familien, in unserer Schule und in unserer Stadt brachten mich auch intensiver in Kontakt mit der Lücke in meiner eigenen kleinen Familie.

Heute bin ich dankbar, dass ich mich vor über zehn Jahren auf diesen intensiven Trauerweg gemacht habe. Ich fand entgegenkommende und unterstützende Menschen, die mir Raum gaben für meine Trauer. Musik und Theaterspiel (innerhalb einer theaterpädagogischen Trauergruppe für Jugendliche) waren dabei wohltuende Ausdrucksformen. Mich in meiner Trauer gesehen zu fühlen, hat mir auch Augen für den Verlust anderer gegeben, Augen für die Zerbrechlichkeit des Lebens und unserer Beziehungen. Es hat mich weich gemacht für die Menschen, die ebenfalls einen nahen Menschen verloren haben. Rückblickend kann ich sagen, es hat mich reifer gemacht. In aller Schwere, Trauer und Angst, die diese Zeit begleiteten, war es wichtig, den alten Wunden, nicht gelebter Trauer und der Frage nach meiner eigenen Identität auf den Grund zu gehen.

Im Rahmen einer Schreibwerkstatt habe ich intuitiv und ganz aus dem damaligen Gefühl heraus einen Text geschrieben, der den Weg, den ich in den letzten zehn Jahren gegangen bin, vorausdeutend beschreibt. Dabei kommt die Spannung zwischen den leidvollen und den wohltuenden Erfahrungen zum Ausdruck. Es beschreibt die Diskrepanz zwischen Wut und

Ärger über die Sinnlosigkeit der Erfahrung von Verlust und Schmerz und der Dankbarkeit über Erfahrungen von Trost und Halt.

Ich habe einen Traum

Ich habe einen Traum.
Jeder Mensch hat Träume. Auch ich.
Ich träume manchmal von einem »normalen Leben«.
Von einem Leben, in dem ich nicht hätte miterleben müssen,
wie schrecklich es ist, Menschen sterben zu sehen.
Die eigenen Klassenkameradinnen sterben zu sehen.
Jeder Mensch auf dieser Erde hätte
in meiner Situation stecken können.
Der Tod, die Bilder, der Schreck, die Verzweiflung, die Angst,
die Gewalt, die Sorge, die Sehnsucht, der Hass, aber auch:
die Liebe, die Verbundenheit, die Gemeinschaft, der Trost,
die Freundschaft, die Musik, der Glaube und die Solidarität.
Dinge, die mein Leben beeinflusst haben
und immer noch beeinflussen.
Dinge, die mein Leben zu dem gemacht haben, was es ist.
Dinge, die mich zu der gemacht haben, die ich bin.

Und dann frage ich mich:
»Wäre mein Leben ohne diese Dinge besser gewesen?
Wäre mein Leben ›normal‹ gewesen?«
Es wäre nicht MEIN Leben gewesen.

Ich lebe meinen Traum.

Carolin Osmaston[54]

Um diese Gedanken und Worte mit Leben zu füllen, bedarf es weiterhin vieler neuer kleiner Schritte. Diese kleinen Schritte sind unter anderem: die eigenen Gefühle und Gedanken wahrnehmen, in Kontakt mit ihnen treten und einen guten Umgang mit ihnen finden. Immer wieder ist es dafür notwendig, stehenzubleiben, zurückzuschauen, den Schmerz dabei auszuhalten, neuen Halt und Mut zu finden, um dann den nächsten Schritt zu gehen.

In der Vergangenheit kostete jeder Schritt Überwindung und jeder Schritt hatte die Angst im Gepäck, aber jeder Schritt barg auch neue Chancen, beschenkt zu werden und das Leben aktiv in die Hand zu nehmen und zu gestalten.

In all den kleinen Schritten, die ich inzwischen gegangen bin, war sicher ein wichtiger Reifungsschritt für mich, den Schmerz und die Trauer um meinen Papa zu leben. Damit verbunden war, den Fragen nach meiner eigenen Identität nachzugehen und darin Selbstvertrauen und Respekt vor und Freude über mein geschenktes Leben zu gewinnen. Es war wichtig für mich, zu spüren, dass es legitim und gut ist, meine individuellen Bedürfnisse wahrzunehmen und die wunden Punkte auf meinem eigenen Trauerweg anzuschauen.

Diese Erfahrung hilft mir, auch in weiteren Lernprozessen heute, in schwierigen Situationen hinzuschauen, meine Gefühle ernst und anzunehmen und Wege des Ausdrucks und des Umgangs damit zu finden. Ich lerne neben der Tiefe und Schwere, die das immer wieder mit sich bringt, im Vertrauen auf einen Gott, der diese aushält und mitträgt, auch die Leichtigkeit zu leben, das Leben im Angesicht der Zerbrechlichkeit zu genießen, zu leben und zu feiern. Diese beiden Facetten habe ich zutiefst erlebt und erfahren. Sie prägen mich und mein Leben auch heute.

NÄCHSTENLIEBE UND SELBSTLIEBE – LEBEN NEU AUSBALANCIEREN

In den bisherigen Berichten und Erfahrungen waren das Verarbeiten und Betrauern von plötzlichen und traumatischen Verlustsituationen mit den jeweiligen Reifungsschritten im Blick. Von einer ganz anderen Warte aus beschreibt H. seinen Weg durch Leid und Trauer:

»Einander lieben und ehren, bis der Tod euch scheidet« – dieses Versprechen bei der Trauung gegeben – bedeutete für mich und meine Ehefrau einen schönen, aber auch sehr schweren Weg gemeinsam zu gehen.

Nach früher Eröffnung einer Krankheitsdiagnose für meine Frau begann für uns ein mühsamer Weg, mit der Krankheit zu leben. Die letzten elf Jahre war meine Frau komplett pflegebedürftig (vollständig gelähmt an Händen, Armen, Beinen und Füßen; ernährt über eine Magensonde) und musste rund um die Uhr versorgt werden. Leben zwischen Beruf und Pflege mit viel Unterstützung von außen war von mir zu organisieren.

Abschiedliches Leben musste von uns beiden eingeübt werden. Abschiede von Fähigkeiten, von gemeinsamen Träumen und Möglichkeiten waren zu akzeptieren und zu integrieren. Bis hin zu rechtlichen Regelungen, der Frage nach Gestaltung des Begräbnisses usw. haben wir vieles besprochen und festgelegt. Über Jahre hinweg galt es mehrmals im Jahr, lebensbedrohliche Krisen mit offenem Ausgang zu durchleben.

Pflegearbeit (die Pflegeversicherung finanziert nur einen geringen Teil der notwendigen Pflege trotz höchster Pflegestufe) und Berufstätigkeit mussten von mir vereinbart werden.

Das brachte mich trotz gelegentlicher Urlaube komplett an körperliche Grenzen.

Es war für mich schlimm, mitansehen zu müssen, wie für meine Frau (und für mich) das Leben immer mühsamer wurde. Meine Ehefrau hatte in einer Patientenverfügung lebensverlängernde Maßnahmen (u.a. künstliche Beatmung) ausgeschlossen. Es war ihr Wunsch – auch wenn sie gern lebte –, doch bald gehen zu dürfen. Sie wollte sterben, weil Leben doch auch schwer geworden war und sie niemandem zur Last werden wollte. Der Wunsch zu sterben war für mich nachvollziehbar, aber ich fand es für mich schwierig, zu spüren, dass sie auch sterben wollte, um nicht länger eine »Last« zu sein. Mit diesem Wunsch konnte ich nur schwer umgehen.

Sie wollte zu ihrem Herrn, auch mit vielen offenen Fragen im Gepäck – bei denen er sich warm anziehen solle, wie sie es formulierte. Da waren schon große Fragen offen angesichts eines solchen Lebens- und Leidensweges.

Gleichzeitig war da aber auch die Sehnsucht nach Gottes Erlösung und die Hoffnung, in Ewigkeit ohne Leid, Einschränkung, Schmerz und Krankheit beim Herrn zu sein.

Unser gemeinsamer Weg war ein Weg, der viele Fragen gestellt und Leben vertieft hat. Wir haben gelernt, uns über alltägliche Dinge zu freuen, Leben als etwas Kostbares und gleichzeitig Gefährdetes wertzuschätzen. In der ehrlichen Auseinandersetzung mit unseren Fragen kamen wir oft an Grenzen. Vieles blieb offen. Mit offenen Fragen leben zu lernen, ohne zu verbittern, halte ich aus jetziger Sicht für einen wichtigen Reifungsschritt.

Das abschiedliche Leben über viele Jahre war ein Leben auf kurze Sicht. Es ging um die Kraft, den nächsten Tag zu bestehen und in der nächsten Woche nicht zu zerbrechen.

Trauer, Schmerz und Klage waren Teil unseres gemeinsamen Lebens auch vor dem Tod.

Seit ihrem Tod heißt es für mich, zu lernen und zu spüren: Ich darf (wieder) an mich denken. Ich muss(te) lernen, eigene Bedürfnisse wahrzunehmen, zuzulassen und zu versorgen, und ich darf lernen, diese auch zu äußern und manchmal auch einzufordern.

Als einer, der in Kindheit und Jugend mitbekommen hat, immer zuerst an die anderen zu denken, bin ich in der Gefahr, den Blick und das Gespür für eigene Bedürfnisse zu verlieren. Ein wichtiger Reifungsschritt war für mich in den letzten Jahren zu realisieren: Zur Nächstenliebe (und Gottesliebe) gehört schon in der Bibel auch die Selbstliebe – eine Perspektive, die sich mir auf meinem Weg der Trauer erschlossen hat. In meiner neu geschenkten Beziehung habe ich dafür ein weites Übungs- und Erfahrungsfeld.

LEBENSERNTE FEIERN

Wenn dieses Buch veröffentlicht wird, liegt der Tod meines Ehemannes 25 Jahre zurück. Ich habe Sie mit diesem Buch immer wieder mit in mein eigenes Erleben hineingenommen und damit auch selbst noch einmal Rückschau gehalten.

Was ist mir zugewachsen in und durch die Trauer? Was sind meine persönlichen Reifungsschritte?

Meine Erfahrungen haben mich realistischer gemacht. Ich habe eine gewisse Naivität auch in meinem Glauben verloren. Ich habe erfahren, dass wir auch als Christen nicht von Leid verschont bleiben. Dass Gott uns nicht vor allem bewahrt und nicht jede Krankheit heilt. Wir haben als Menschen, die in dieser Welt leben, auch Anteil an den Leiden dieser Welt. Unser irdisches Leben ist bei aller Auferstehungshoffnung auch für uns als Christen durch den Tod begrenzt. Ich bin um die Erfahrung reicher, dass Gott will, dass wir trotzdem leben! Er sorgt für uns inmitten der Leiderfahrung. Er lässt uns, auch wenn uns unser eigenes Gefühl etwas anderes sagt, nicht im Stich. Das kann ich bezeugen mit vielen kleinen und größeren Begebenheiten. Das gibt mir die Hoffnung und den Glauben, dass dies auch weiterhin so sein wird – in meinem Leben, aber auch in Ihrem Leben.

Gott tröstet uns nicht »überfliegerartig« an der Trauer vorbei, sondern durch die Trauer hindurch. Dies hat mich ehrlicher werden lassen.

GOTT TRÖSTET UNS NICHT »ÜBERFLIEGERARTIG« AN DER TRAUER VORBEI, SONDERN DURCH DIE TRAUER HINDURCH.

Meine akute Trauer, die von meiner Umwelt gesehen und als nachvollziehbar anerkannt wurde und in deren Bewältigung ich viel Unterstützung erlebt habe, hat mich durchlässiger werden lassen. In dieser Durchlässigkeit kamen ältere Verwundungen ans Licht, die ich vorher nicht so wahrhaben konnte. Mit psychotherapeutischer Begleitung hat die akute Trauersituation dazu geführt, dass nicht nur der aktuelle Schmerz Ausdruck gefunden hat, sondern auch der Schmerz aus anderen Wunden. Er durfte jetzt an die Oberfläche kommen. Im Bild gesprochen wurde der Schmerz jetzt wahrgenommen, die Wunde versorgt und der Heilungsprozess konnte in Gang kommen. In mir ist das Bewusstsein gewachsen, dass ich mich meiner Verwundungen nicht zu schämen brauche. Sie dürfen ans Licht kommen. Das braucht Mut! Den Mut, Gefühle vor Gott und anderen Menschen ehrlich da sein zu lassen. Zweifel, Fragen und schwierige Gefühle beim Namen zu nennen. Offen um Hilfe zu bitten war und ist ein Lernfeld. Mich als Bedürftige zu zeigen und mich anderen zuzumuten war und ist nicht so einfach. Darin zu erleben, dass andere gerne helfen und unterstützen, tut gut. Ich erlebe, dass ich nicht nur Zumutung bin, sondern Einladung an andere, ihrer Mitmenschlichkeit Ausdruck zu geben. Alle diese Lernprozesse und Erfahrungen geben meinem Leben und meinen Beziehungen Tiefe. Sie verhelfen mir auch zu einer liebevollen Klarheit darüber, was mir wichtig ist im Leben und in meinen Beziehungen. Das schließt auch meine Gottesbeziehung mit ein. Mein Gottesbild hat sich verändert – es ist viel weiter geworden. Nicht beliebig, aber Gott ist für mich größer geworden als die Box, in die ich ihn früher gesteckt habe. Mein Glaube ist nicht mehr nur schwarz-weiß, sondern bunt. Diese Farbigkeit ist eine große Bereicherung!

Meine Erfahrungen haben mich achtsamer und dankbarer gemacht. Leben ist zerbrechlich und endlich, und gerade darin wird die Kostbarkeit des Lebens umso deutlicher. Meine eigenen Erfahrungen und die vieler Trauernder lassen mich staunen, wie viel Widerstandskraft wir als Menschen entwickeln können. Selbst aus tiefstem Leid kann Neues wachsen. Wenn mir jemand im Vorfeld gesagt hätte, welchen Herausforderungen ich in meinem Leben begegnen würde, ich hätte gesagt: Niemals kann ich das meistern. Aber es ist passiert, Schritt für Schritt für Schritt. Vieles wurde mir dabei geschenkt von Gott und anderen Menschen, das ich nicht aus mir heraus machen konnte.

Etliche Entwicklungsschritte sind aber auch die Frucht intensiver Auseinandersetzung mit mir selbst, meiner Situation und meinem Glauben. Dieser doppelte Prozess geht weiter: mich zum einen beschenken lassen von Gott und meinen Mitmenschen und zum anderen das Meine dazu tun, dass innere Entwicklung geschehen kann.

Ich habe gelernt, das Leben bewusster zu feiern. Ein Beispiel war mein 50. Geburtstag. Es war eine gelungene Feier. Wir haben gemeinsam das Anstrengende und Herausfordernde meiner Lebensgeschichte (zum Teil unter Tränen) gewürdigt, aber auch die Leichtigkeit und Freude hatte ihren Raum. Das ganze pralle Leben eben.

Eine gewisse Dünnhäutigkeit bis hin zu Ängstlichkeit in bestimmten Situationen ist geblieben. Mit ihr lebe ich.

Ich übe mich in Selbstmitgefühl und Gottvertrauen. Der Tiefe in mir gilt es öfter die Leichtigkeit und den Humor an die Seite zu stellen, damit ich das Leben in vollen Zügen genießen kann.

MEDITATIONSIMPULS

Aus einem Psalm Davids, den er nach schwierigen Zeiten des Ringens mit Gott singt:

> *Du hast meine Trauer in einen Tanz voller Freude verwandelt. Du hast mir die Trauergewänder ausgezogen und mir Freude geschenkt, damit ich dich preise und nicht schweige. Herr, mein Gott, für immer will ich dir danken!*
>
> Psalm 30,12

Trauer gewandelt zu einem Tanz voller Freude
Trauergewänder ausgezogen
und Freudengewänder angezogen
David erlebt Gott als den, der ihn sieht, der ihn hört, und als den, der an ihm handelt:
DU hast verwandelt.
DU hast ausgezogen.
DU hast mich beschenkt.

Und als Antwort darauf will
ich DICH preisen und nicht schweigen.
Will ich DIR danken.

Alles hat seine Zeit: Es gibt eine Zeit für Trauer und Trauergewänder, für Klage und Schweigen. Gott nimmt es auf sich, dies zu wandeln in ein Fest der Freude und des Tanzes! David kann nicht schweigen; sein Herz ist voller Dank. Er preist und lobt seinen Gott.

Ich spüre den Worten Davids nach und schaue, welche Resonanz diese Worte in meinem Inneren finden!
Liegen diese Worte für mich noch ganz in der Zukunft und warte ich voller Sehnsucht auf den Tag, da auch ich aus ganzem Herzen sagen kann: Du hast mir die Trauerkleider ausgezogen? Dann mache ich mir diese Worte als Verheißung zu eigen.
Vielleicht kann ich aus ganzem Herzen mit einstimmen in das Lob Davids. Ja, so habe ich dich, Gott, erlebt.
Dann gebe ich meiner Freude Ausdruck. In einem Lied, einem Tanz, einem Gebet.

Vielleicht möchte ich einstimmen in das Gebet von Madeleine Delbrêl:

Lehre uns, täglich die Art
unseres Menschseins anzuziehen,
wie ein Ballkleid, das uns alles an ihm um Deinetwillen
liebenswert macht wie unentbehrlichen Schmuck.

Gib, dass wir unser Dasein leben
nicht wie ein Schachspiel, bei dem alles berechnet ist,
nicht wie einen Match, bei dem alles schwierig ist,
nicht wie ein Zahlenproblem,
bei dem man sich den Kopf zerbricht,
sondern wie ein endloses Fest,
bei dem man Dir immer wieder begegnet.
Wie einen Ball, einen Tanz,
in den Armen Deiner Gnade,
während die Musik der Liebe uns allseits erfasst.[55]

Ich schaue auf meine Gebetszeit zurück. Vielleicht möchte ich mir etwas davon aufschreiben.

Dann schließe ich meine Gebetszeit mit einem Vaterunser, einer Geste …

MEIN WUNSCH FÜR SIE

Unser gemeinsames Unterwegssein erreicht hier eine Weggabelung, und jede und jeder von uns geht ihren bzw. seinen eigenen Weg weiter. Danke, dass ich Sie ein Stück auf Ihrem Weg begleiten durfte. Danke für Ihr Vertrauen und Ihr Sicheinlassen.

Für Ihren Weiterweg wünsche ich Ihnen Zuversicht und Hoffnung.

Gott segne und bewahre Sie!

Ihre Monika Osmaston-Zakes

DANK

Mein Dank gilt dem SCM Verlag für sein Anliegen, trauernde Menschen mit einem Begleitbuch zu unterstützen. Besonders danke ich meiner Lektorin Michaela Wölfle, die mich aufgespürt hat und mir das Vertrauen entgegenbrachte, das es zur Entstehung dieses Buches brauchte.

Einen ebenso herzlichen Dank an Mirja Wagner, die mein Manuskript sorgfältig und konstruktiv lektoriert hat. Danke für Ihre Einfühlung und Ermutigung!

Ganz besonders danke ich meinem Mann Hans-Peter, der mich mit großer Geduld unterstützt hat und ein verlässlicher Gesprächspartner war! Ohne deine Ermutigung und die Ermutigung meiner Tochter und meiner Freundinnen hätte ich nicht den Mut gehabt, dieses Buch in Angriff zu nehmen.

Danke, Damaris und Elvira, für das Lesen des Manuskriptes und Eure ermutigenden und hilfreichen Rückmeldungen.

Mein Dank gilt auch Euch (N., T., H. und C.), die Ihr bereit wart, in Kapitel 12 Einblick in Eure Reifungsschritte zu geben.

Danke an alle die Menschen, die mich auf meinen eigenen Trauerwegen getröstet, ermutigt und getragen haben. Ohne Euch wäre ich heute nicht die, die ich jetzt bin! Mein Dank geht auch an Dich, mein Gott: Ich will nicht schweigen und von Deiner Treue und Liebe erzählen!

Dankbar bin ich für die kostbaren Unterrichtsstunden im Trauerbegleitungskurs, die mir geholfen haben, meinen eigenen Trauerweg zu reflektieren, und mich befähigen, andere Trauernde zu begleiten.

Zuletzt gilt mein Dank im Besonderen allen, die mir in Trauerseminaren, Trauergruppen und Einzelberatungen kostbare Einblicke in ihr Leben geben. Ich kann immer wieder nur staunen, wie sich durch alles Leid immer neu die Tapferkeit und Hoffnung Bahn bricht!

ANHANG

ÜBUNGEN ZUR KÖRPERWAHRNEHMUNG

Körperwahrnehmungsübung

Ich sitze auf meinem Stuhl (bzw. Hocker oder Kissen).
Meine Füße haben Kontakt zum Boden, der mich trägt.
Ich kann mich ihm überlassen.
Ich sitze aufrecht. Die Hände ruhen auf den Oberschenkeln oder im Schoß.
Ich spüre meine Sitzfläche im Kontakt zum Stuhl,
spüre auch hier nach, wie ich getragen werde
und Gewicht abgeben kann.

Ich nehme nun meinen rechten Oberschenkel bewusst wahr, dann das Knie, den Unterschenkel, den Fuß, die einzelnen Zehen. (Dann wiederhole ich die Übung mit dem linken Bein.) Am Ende nehme ich noch einmal kurz beide Beine im Gesamten bewusst wahr.

In meiner Vorstellung kehre ich zurück zur Sitzfläche
und von da aus spüre ich langsam, Wirbel für Wirbel,
den Rücken entlang bis zum Hinterkopf.
Ich spüre das Gewicht meines Kopfes auf meinen Schultern und stelle mir – vom hinteren Scheitelpunkt ausgehend – einen dünnen, aber kräftigen Faden vor, der mich Richtung Himmel aufrichtet.

Ich nehme mein Gesicht wahr. Die Augen, die tief in den Augenhöhlen liegen, meine Nase, meine Ohren, meinen Mund, die Zunge, die locker im Mund liegt. Ich entspanne meine Stirn und alle anderen Gesichtsmuskeln.

Vom Gesicht weggehend richte ich meine Aufmerksamkeit auf den Nacken- und Schulterbereich. Ich komme über die rechte Schulter zum rechten Arm. Ich spüre den Oberarm, lasse meine Aufmerksamkeit über den Ellenbogen zum Unterarm, zur Hand und dort zu den einzelnen Fingern wandern (dann wiederhole ich dasselbe mit dem linken Arm). Zum Schluss nehme ich noch mal beide Arme im Gesamten bewusst wahr.

Ich wende nun meine Aufmerksamkeit meinem Atem zu.
Ich achte darauf, wie er kommt und geht. Ich ändere nichts an meinem Atemrhythmus, sondern beobachte meinen Atem einfach.

Ich nehme meine Gedanken und Gefühle wahr.

Ich nehme nur wahr und bewerte nichts. So, wie es jetzt ist, darf es sein. Ich lasse meine Gedanken und Gefühle weiterziehen wie die Wolken am Horizont und bleibe einfach bei meinem Atem: ein – aus – Pause.

Ich nehme mich noch einmal im Gesamten wahr, spüre, wie ich hier sitze: geerdet, fest verbunden mit der Erde, die mich trägt, und gleichzeitig ausgerichtet nach oben, himmelwärts.

Ich suche ein Wort für meine momentane Gestimmtheit.

So, wie ich jetzt da sein kann, komme ich vor Gott.[56]

Körperübung

Folgender Text wird im Stehen mit den in Klammern stehenden Bewegungen gesprochen. Er stammt aus dem Buch »Aufgerichtet von Dir. Evangelische Exerzitien im Alltag«:

Geist des lebendigen Gottes,
(Hände in Kopfhöhe seitlich nach oben öffnen, »Orante«-Gebetshaltung.)

Erfrische mich wie Tau am Morgen.
(Fingerspitzen zum Gesicht wenden und mit spielenden Fingern (»Tropfen«) die Hände vor dem Kopf und vor dem Körper nach unten führen.)

Öffne mich.
(Arme seitlich ausbreiten, so weit der Raum reicht, Ellenbogen nach außen.)

Erfülle mich.
(Handflächen zum Schlüsselbein bewegen und dicht vor dem Körper bis zum Unterleib führen, dort zusammenlegen.)

Forme mich.
(Vor dem Bauch/Unterleib mit den Handflächen der zueinander zeigenden Hände ein imaginäres Stück Erde formen.)

Führe mich.
(Hände mit den Handflächen nach oben nach vorne ausstrecken.)[57]

ZWEI FORMEN DER SCHRIFTBETRACHTUNG

Schriftbetrachtung 1

Ich lese langsam den Text, vielleicht laut:
Wort für Wort, Satz für Satz.
Was fällt mir auf? Was spricht mich an?
Was beunruhigt mich vielleicht?

Ich lese den Text ein zweites Mal.
Ich bleibe bei dem Wort oder Satz, der mich anspricht.
Ich kann das Wort, den Satz leise oder laut wiederholen, mir vorsprechen.

Ich nehme die Gedanken, die Empfindungen auf,
die sich dazu einstellen.
Erst wenn die innere Aufmerksamkeit an der Stelle erschöpft ist, gehe ich weiter zum nächsten Wort, Satz …

Wenn mich nichts berührt: aushalten, harren, hoffen …

Ich versuche, mit Gott über das, was ich erlebt habe,
ins Gespräch zu kommen:

dankend, lobend, bittend, klagend …

Nach der Gebetszeit schaue ich zurück, wie es mir ergangen ist, was in mir nachklingt (dabei geht es mir mehr um innere Bewegungen als um Einsichten).

Vielleicht werde ich mir einiges davon aufschreiben.

Schriftbetrachtung 2

Ich lese den Text ein- oder zweimal.

Ich nehme am Geschehen des Textes teil, lasse mich hineinziehen, schaue, höre, rede.

Ich stelle mir den Ort vor, die Umgebung, die Geräusche, vielleicht die Gerüche, die Personen. Welche kommen vor? Was sagen sie? Wie kommen sie ins Gespräch?

Ich suche meinen Platz.
Vielleicht will ich mich mit einer Person identifizieren.
Wenn ich meinen Platz gefunden habe, setze oder stelle ich mich in meiner Vorstellung dort hin.

Ich versuche die Situation zu empfinden, zu schauen.
Ich höre, rede, nehme Beziehung auf.
Ich spüre, was ich will, was ich mir wünsche. Vielleicht spüre ich auch Widerstand, Ärger, Schmerz?

Ich nehme nur wahr: Es darf sein, was ist; ich bewerte nicht.

Ich bleibe bei dem, was mich innerlich bewegt, was ich empfinde, fühle, und lasse es in mich einsinken …

Wenn mich nichts betrifft: aushalten, harren, hoffen …

Ich versuche, mit Gott über das, was ich erlebt habe, ins Gespräch zu kommen:

dankend, lobend, bittend, klagend …

Nach der Gebetszeit schaue ich zurück, wie es mir ergangen ist, was in mir nachklingt: Vielleicht schreibe ich mir einiges davon in mein Tagebuch.

BILDBETRACHTUNG

Meditieren mit einem Bild heißt: die vielen anderen Bilder in mir und um mich herum loslassen und mich einlassen auf das Bild, das vor mir liegt; das Bild anschauen, es absichtslos in mich aufnehmen; mich staunend in ihm wiederfinden.

Das Staunen ist dem Schauen verwandt. Staunen kann, wer offen ist und nicht schon von vornherein weiß, was »heraus-kommt«, wer offen ist für ein unerwartetes Geschenk, wer warten kann.

Bei einer Bildbetrachtung geht es nicht in erster Linie um die künstlerische Bedeutung der Darstellung. Ziel ist eher ein Leerwerden von sich selbst, damit der Betrachtende schauen, »hören« kann, was das Bild ihm sagen will. Betrachten heißt: geschehen lassen, um so zu einer persönlichen Antwort bereit zu werden.

Schritte einer Bildmeditation

Ich wende mich dem Bild zu und lasse es auf mich wirken:

- Was sehe ich auf dem Bild?
- Was empfinde ich beim Anschauen?
- Woran erinnert es mich?
- Welche inneren Bilder ruft es in mir wach?

Ich verweile noch einige Minuten bei dem Bild und meinen inneren Regungen. Ich komme mit Gott ins Gespräch und drücke vor ihm aus, was mich bewegt.

Ich schaue zurück auf die Meditationszeit und mache mir gegebenenfalls Notizen zu dem, was ich für mich festhalten will.

HERZENSGEBET

Das Herzensgebet, auch Jesusgebet genannt, ist ein Gebet, dessen lange Tradition bis auf die Anfänge des christlichen Mönchtums zurückgeht. Das Grundanliegen ist und war, nicht aufzuhören zu beten (1. Thessalonischer 5,17).

Dazu soll fortwährend der Name Jesu angerufen und das ganze Sein auf Jesus ausgerichtet werden. *»Herr Jesus Christus, Sohn Gottes, erbarme Dich meiner«*[58] ist die am meisten gebrauchte Form dieses Gebetes. Als Hilfe zur inneren Sammlung kann man die Worte mit dem Atem verbinden und *»Herr Jesus Christus«* beim Einatmen und *»erbarme Dich meiner«* beim Ausatmen beten. Dabei verändere ich nicht meinen Atemrhythmus, sondern lasse es einfach in mir weiteratmen.

Man kann auch nur den Namen *»Jesus Christus«* beten. Wird diese Form des Gebetes zunächst in der eigenen Stille praktiziert, kann es mit der Zeit zu einem Gebet werden, das in uns betet, auch in unserem Alltag.

Immer, wenn sich während meiner Gebetszeit Zerstreuungen einstellen, kehre ich zurück zum Atem und zur Anrufung des Namens »Jesus Christus«.

Ich schaue auf die Gebetszeit zurück:
Wie ist es mir ergangen?
Was habe ich wahrgenommen – gehört – empfunden?

Vielleicht möchte ich mir etwas von dem aufschreiben.

Ich beende die Gebetszeit mit einem Vaterunser,
einer Geste oder …

HILFREICHE ADRESSEN

Hier möchte ich Ihnen einige Adressen mit auf den Weg geben, bei denen Sie Hilfe bekommen können.

Notfall-Seelsorge:
Telefon-Hotline (kostenfrei, 24 h), hier erhält man auch Auskunft über lokale Hilfsdienste:
Tel.: 0800-111 0 111 (evangelisch)
Tel.: 0800-111 0 222 (römisch-katholisch)
Tel.: 0800-111 0 333 (für Kinder/Jugendliche)
www.telefonseelsorge.de

Trauerangebote in Form von Trauergruppen/Trauercafés/mehrtägige Angebote:
https://www.diakonie-wuerttemberg.de/rat-hilfe/trauer-und-tod/
Hier finden Sie eine Zusammenfassung der Angebote für Württemberg zum Downloaden.

Wenn Sie aus einem anderen Bundesland kommen, finden Sie die Angebote unter dem jeweiligen Diakonischen Werk Ihrer Landeskirche.

Von katholischer Seite finden Sie Angebote für Trauerbegleitung im Gruppen- und Einzelsettings unter dem Dach der Caritas für das jeweilige Einzugsgebiet, in dem Sie wohnen.

Bundesverband Trauerbegleitung:
Hier können Sie nach Regionen geordnet Trauerbegleiterinnen/Trauerbegleiter für die Einzelbegleitung finden.
https://bv-trauerbegleitung.de/angebote/trauerbegleitende/

Bundesverband Verwaiste Eltern und trauernde Geschwister in Deutschland e. V.:
https://www.veid.de/hilfe-fuer-betroffene/

Bei Trauer nach Tod durch Suizid:
https://www.ak-leben.de/lag/ich-brauche-hilfe.html
https://www.agus-selbsthilfe.de

Regionale Hospize und ambulante Hospizgruppen:
Regionale Hospize oder lokale ambulante Hospizgruppen bieten vermehrt nicht nur Sterbebegleitung, sondern auch Trauerbegleitung an. Sie sind gute Anlaufstellen auf der Suche nach Angeboten für Trauernde.

ANMERKUNGEN

Die Internetlinks wurden am 05.09.2019 auf ihre Aktualität überprüft.

[1] Selma Lagerlöf, Jerusalem, List, 2001.

[2] Unbekannt. Wird oft Antoine de Saint-Exupéry zugeschrieben, konnte aber nicht bestätigt werden. Siehe: https://www.uni-bielefeld.de/lili/personen/useelbach/STUD/trauersprueche.html?t=&tto=8266e2b1

[3] Smeding/Heitkönig-Wilp: Trauer erschließen. Eine Tafel der Gezeiten © 2011 hospiz-verlag, Ludwigsburg.

[4] Ebd., S. 141.

[5] Ebd., S. 208.

[6] Ebd., S. 205-208.

[7] Ebd., S. 209 f.

[8] Ebd., S. 267-271.

[9] Ebd., S. 246.

[10] Übersetzt nach: Parker Palmer, Let your life speak; Listening for the voice of vocation, Jossy Bars, San Francisco, chapter 2.

[11] Klaus Onnasch/Ursula Gast, Trauern mit Leib und Seele. Orientierung bei schmerzlichen Verlusten, Klett-Cotta, 4. Auflage 2017, S. 25-44.

[12] Frei formuliert von der Autorin. Diese oder ähnliche Übungen finden Sie bei vielen Autoren aus unterschiedlichen Kontexten. Weitere stabilisierende Körperübungen zu finden in: Claudia Croos-Müller, Nur Mut! Das kleine Überlebensbuch, Soforthilfe bei Herzklopfen, Angst, Panik & Co., Kösel Verlag, 11. Auflage 2019. Oder: Claudia Croos-Müller, Alles gut. Das kleine Überlebensbuch. Soforthilfe bei Belastung, Trauma & Co., Kösel Verlag, 4. Auflage 2019.

[13] https://www.tk.de/techniker/magazin/themen/spezial/magazin-2-18/tief-durchatmen-2048342.

[14] Alice Diedrich, Mitgefühlsfokussierte Interventionen in der Psychotherapie, Hogrefe, 2016, S. 16 f.

[15] Christine Brähler, Selbstmitgefühl entwickeln. Liebevoller werden mit sich selbst. Scorpio Verlag GmbH & Co. KG, 4. Auflage 2017.

[16] Leonhard Schrenker, Pesso-Therapie: Das Wissen zur Heilung liegt in uns, Klett-Cotta, 3. Auflage 2017, S. 37 ff.

[17] Von der Autorin leicht verändert und ergänzt. Nach: http://berufung.org/fileadmin/assets/pdf/Gott_Ruft_Zusatzmaterial.pdf.

[18] https://www.aponet.de/aktuelles/forschung/2013-1-alkohol-stoert-den-schlaf.html.

19 Eva Koppenhöfer, Kleine Schule des Genießens. Ein verhaltenstherapeutisch orientierter Behandlungsansatz zum Aufbau positiven Erlebens und Handelns, Pabst Science Publishers, 2004, S. 32-33.

20 https://www.bibliodrama-gesellschaft.de/home/was-ist-bibliodrama.

21 https://christusbruderschaft.de/de/direct.

22 »Was kannst du tun« © Christa Spilling-Nöker.

23 https://www.friedhof-karlsruhe.de/fileadmin/user_upload/Flyer_Lebensgarten_2011.pdf; https://www.renningen.de/index.php?id=435.

24 Thornton Wilder, Die Brücke von San Luis Rey. Aus dem Amerikanischen von Brigitte Jakobeit. © The Wilder Family LLC 1927. © S. Fischer Verlag GmbH, Frankfurt am Main 2014.

25 Dietrich Bonhoeffer, Widerstand und Ergebung. Briefe und Aufzeichnungen aus der Haft, hrsg. von Eberhard Bethge, Gütersloher Verlagshaus, 12. Auflage 1983, S. 99.

26 Albert Schweitzer. In: Ingrid Dlugos (Hrsg.), Quellen am Weg. Mit guten Gedanken durch das Jahr, St. Benno Verlag, 2005.

27 Luise Reddemann/Cornelia Dehner-Rau, Trauma heilen. Ein Übungsbuch für Körper und Seele, Trias Verlag, 4. Auflage 2013, S. 38 f.

28 Chris Paul, Schuld/Macht/Sinn. Arbeitsbuch für die Begleitung von Schuldfragen im Trauerprozess. Gütersloher Verlagshaus, 4. Auflage, 2016, S. 83.

29 Ebd., S. 79 f.

30 https://www.ekd.de/apostolisches-glaubensbekenntnis-10790.htm.

31 Karl Barth, Der Römerbrief (2. Fassung) 1922. In: Karl Barth Gesamtausgabe, Abteilung II: Akademische Werke, Chr. Kaiser, 1922, S. 373.

32 Martin Buber, Ich und Du
© 1999, Gütersloher Verlagshaus, Gütersloh, in der Verlagsgruppe Random House GmbH.

33 Roland Kachler/Christa Majer-Kachler, Gemeinsam trauern – gemeinsam weiter lieben: Das Paarbuch für trauernde Eltern, Kreuz Verlag, 2013.

34 Dietrich Bonhoeffer, Widerstand und Ergebung. Briefe und Aufzeichnungen aus der Haft, hrsg. von Eberhard Bethge, Gütersloher Verlagshaus, 12. Auflage 1983, S. 179.

35 »Alles wirkliche Leben ist Begegnung. …«
Martin Buber, Schriften über das dialogische Prinzip, © 2019, Gütersloher Verlagshaus, Gütersloh, in der Verlagsgruppe Random House GmbH.

36 Marie-Luise Wölfing, Segen der Trauernden. In: Angelika Kaddik, Wie aus Schmerzen Perlen werden. Mein Trostbuch, Gütersloher Verlagshaus, 2014, S. 133.

37 Das Neue Testament: Meister der Augustiner-Kreuzigung. The Yorck Project: Die Bibel in der Kunst, S. 3236 © 2004 The Yorck Project.

38 Václav Havel, »Hoffnung ist nicht die Überzeugung …«, in: ders., Fernverhör ©1986 Vaclav Havel; 1987 Rowohlt Verlag GmbH, Reinbek bei Hamburg.

39 https://www.salutogenese-zentrum.de/cms/?id=167.

40 Ebd.

41 Viktor E. Frankl, ... trotzdem Ja zum Leben sagen © 1977, Kösel-Verlag, München, in der Verlagsgruppe Randon House GmbH.

42 Haddon Klingberg, Jr., Das Leben wartet auf Dich. Viktor & Elly Fankl, Franz Deuticke Verlagsgesellschaft GmbH, 3. Auflage 2002, S. 20.

43 Ebd., S. 20; Frankl hat Nietzsches Aussage leicht verkürzt zitiert. Im Originalwortlaut lautet es: »Hat man sein warum? des Lebens, so verträgt man sich fast mit jedem wie? [...].« Aus: Friedrich Nietzsche: Götzen-Dämmerung, Sprüche und Pfeile, S. 11-20.

44 Viktor E. Frankl, ... trotzdem Ja zum Leben sagen. Ein Psychologe erlebt das Konzentrationslager, Deutscher Taschenbuch Verlag GmbH & Co. KG, 13. Auflage 1995, S. 124-125.

45 Haddon Klingberg, Jr., Das Leben wartet auf Dich. Viktor & Elly Frankl, Franz Deuticke Verlagsgesellschaft GmbH, 3. Auflage 2002, S. 27

46 Ebd., S. 434-435.

47 Ebd., S. 435.

48 https://www.focus.de/wissen/mensch/geschichte/tid-33178/das-vermaechtnis-des-martin-luther-king-er-hatte-vor-50-jahren-einen-traum-ist-er-wahr-geworden-martin-luther-kings-legendaere-rede-i-had-a-dream_aid_1083073.html.

49 www.stiftung-gegen-gewalt-an-schulen.de/index.php/stiftungsziele.html.

50 Hans Schindler, Die Arbeit mit der Zeitlinie (Timeline). In: Tom Levold, Michael Wirsching (Hrsg.), Systemische Therapie und Beratung – das große Lehrbuch, Carl-Auer-Systeme Verlag, 2. Auflage 2016, S. 246-250.

51 Carl Holtermann, In der Tropenwelt © 1912 Wilhelm Engelmann, Leipzig.

52 Gebet einer Wüstenrose aus: Edmund Bäuerle, Grenzgänge in die innere Welt. Meditative Texte zu biblischen Szenen. © Echter Verlag Würzburg 2017, S. 92.

53 Søren Kierkegaard, Die Tagebücher 1834–1855, ausgewählt und übersetzt von Theodor Haecker. Brenner Verlag, 1923, S. 203.

54 Carolin Osmaston, Ich habe einen Traum. In: Martin Gerke und Heinz Rupp (Hrsg.), Schreiben statt Schweigen, Verlag und Buchhandlung der Evangelischen Gesellschaft GmbH, 2011, S. 24.

55 Madeleine Delbrêl: Wir Nachbarn der Kommunisten. Diagnosen. Übersetzung und Vorwort von Hans Urs von Balthasar, Johannes-Verlag 1975, S. 69.

56 Silke Harms/Ulrike Doormann, Geist des lebendigen Gottes, in: dies., Aufgerichtet von dir. Evangelische Exerzitien im Alltag. © 2014 Neukirchener Verlagsgesellschaft mbH, Neukirchen-Vluyn, S. 39f.

57 Ebd., S. 39f.

58 Klemens Schaupp, Gott im Leben entdecken. Einführung in die geistliche Begleitung, Topos plus, 2006, S. 142-143.